AF372498

BOJAYÁ, CHOCÓ

Contribuciones para la atención integral en salud a sobrevivientes del conflicto armado interno colombiano

Centro Editorial
Facultad de Medicina
Sede Bogotá

« Salud Pública y Nutrición Humana »

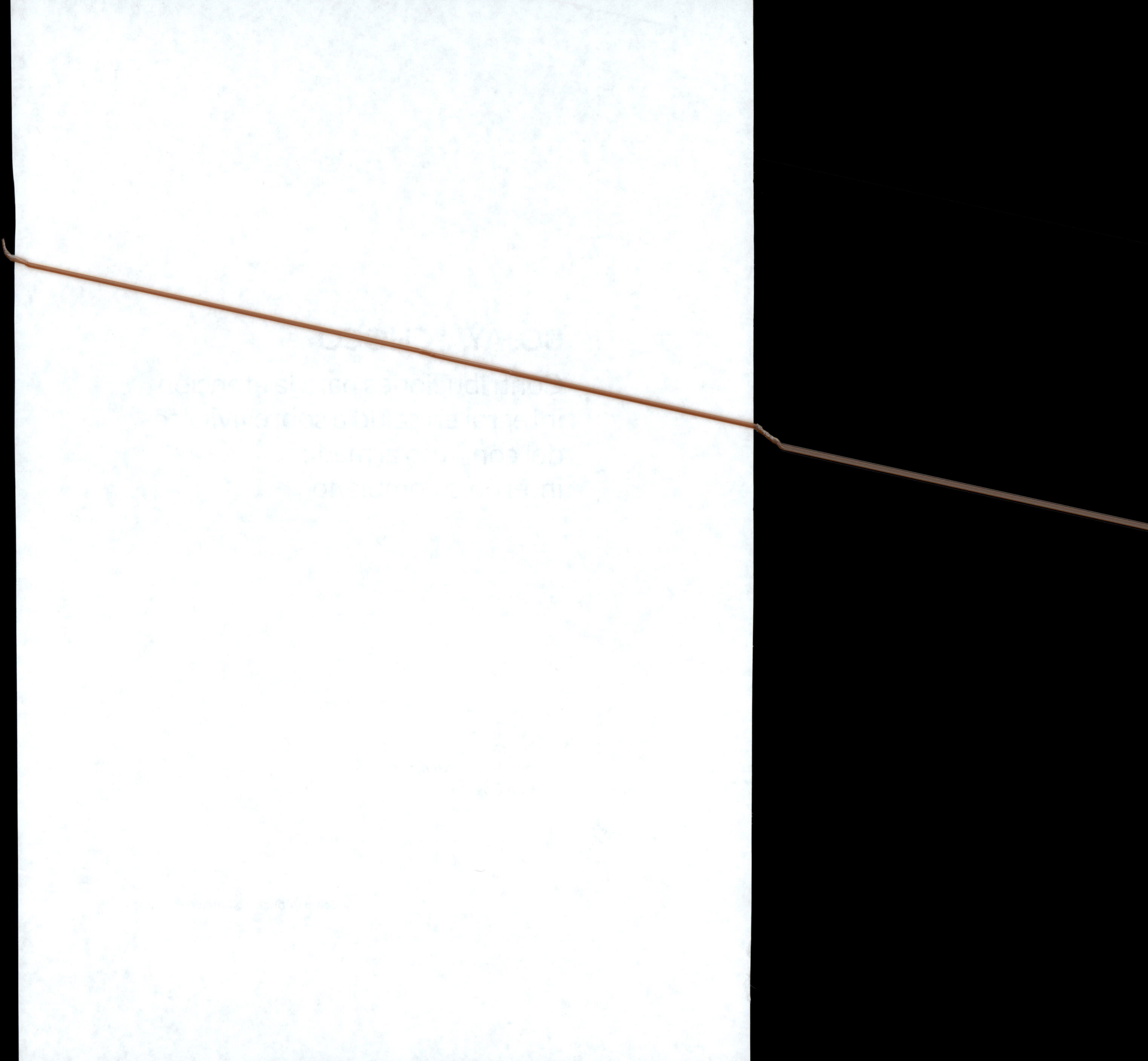

BOJAYÁ, CHOCÓ

Contribuciones para la atención integral en salud a sobrevivientes del conflicto armado interno colombiano

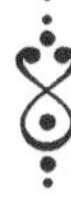

Zulma Consuelo Urrego Mendoza
Nadia Katherinne Ríos Camargo
Natalia Moreno Arévalo
Yenifer Lorena Salguero Rodríguez
Diana Carolina Chaves Silva
David Andrés Combariza Bayona
Mario Esteban Hernández Álvarez
Autores

Bogotá, D. C., abril de 2024

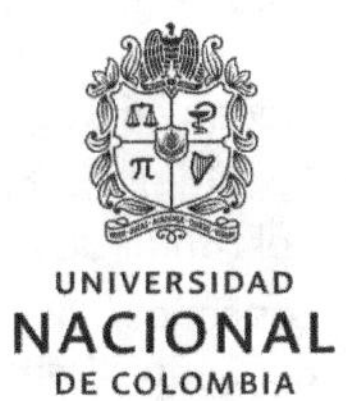

Catalogación en la publicación Universidad Nacional de Colombia

Urrego Mendoza, Zulma Consuelo, 1969-
    Bojayá, Chocó: contribuciones para la atención integral en salud a sobrevivientes del conflicto armado interno colombiano / Zulma Consuelo Urrego Mendoza [y otros seis]. -- Primera edición. -- Bogotá : Universidad Nacional de Colombia. Facultad de Medicina. Centro Editorial de la Facultad de Medicina, 2024.
1 recurso en línea (123 páginas) : ilustraciones a color, diagramas, fotografías. -- (Colección Salud pública y nutrición humana).

    Incluye referencias bibliográficas e índice analítico
    ISBN 978-958-505-607-7 (epub). -- ISBN 978-958-505-606-0 (impresión bajo demanda)

    1. Masacre de Bojayá, 2002 -- Atención médica 2. Víctimas del conflicto armado -- Asuntos médicos y sanitarios -- Colombia 3. Atención integral de salud 4. Accidentes por explosivos -- Efectos adversos 5. Reparación de víctimas 6. Salud pública -- Colombia I. Serie

    CDD-23   362.8893809861 / 2024

Bojayá, Chocó: contribuciones para la atención integral en salud a sobrevivientes del conflicto armado interno colombiano

© Universidad Nacional de Colombia - Sede Bogotá - Facultad de Medicina
© Autores: Zulma Consuelo Urrego Mendoza, Nadia Katherinne Ríos Camargo, Natalia Moreno Arévalo, Yenifer Lorena Salguero Rodríguez, Diana Carolina Chaves Silva, David Andrés Combariza Bayona, Mario Esteban Hernández Álvarez

Primera edición, abril 2024
ISBN: 978-958-505-607-7 (e-book)
ISBN: 978-958-505-606-0 (impresión bajo demanda)

Facultad de Medicina
Decano   José Fernando Galván Villamarín
Vicedecano de Investigación y Extensión   Giancarlo Buitrago Gutiérrez
Vicedecano Académico   Arturo José Parada Baños
Coordinadora Centro Editorial   Vivian Marcela Molano Soto

Preparación editorial
Centro Editorial Facultad de Medicina
upublic_fmbog@unal.edu.co

Diagramación y diseño de carátula   **Fotografía de carátula**
Óscar Gómez Franco   Cortesía de Germán Piñeros
Corrección de estilo y ortotipográfica
Yesenia Rincón Jiménez
Colección
Salud Pública y Nutrición Humana

Hecho en Bogotá, D. C., Colombia, 2024

AGRADECIMIENTOS

Se agradece de manera especial a las siguientes personas y entidades:

Comité por los Derechos de las Víctimas de Bojayá, sus líderes y sus miembros asociados.

Delis Palacios Herrón, lideresa comunitaria de Bojayá.

Ana Carolina Guatame García, antropóloga y doctoranda en Salud Pública de la Universidad Nacional de Colombia, quien fue la gestora de la idea inicial sobre la cual surgió este proyecto.

María Clara Calderón Scioville, psicóloga especialista en intervención sistémica, quien colaboró con la construcción de instrumentos y realización de las valoraciones en salud mental efectuadas a las personas de Bojayá en la fase I del proyecto.

Daisy Mariana Moreno, fonoaudióloga y magíster en salud pública, quien se desempeñó como joven investigadora del proyecto en sus fases I y II.

Jonathan Alexander Peralta, médico-cirujano, especialista en ginecología y obstetricia, joven investigador del proyecto en sus fases I y II.

María Alejandra Rojas Ordóñez, fisioterapeuta y magíster en salud pública, quien colaboró con las valoraciones en salud física para las personas de Bojayá durante la fase I.

Germán Piñeros, etnógrafo, quien participó durante el trabajo de campo de la fase I y es el autor de todas las fotografías que ilustran este texto.

Sandra Elizabeth Piñeros Ortíz, médica cirujana especialista en psiquiatría, profesora asistente en el Departamento de Psiquiatría de la Universidad Nacional de Colombia e investigadora del Grupo Violencia y Salud, quien realizó aportes en la construcción de los instrumentos utilizados para las valoraciones clínicas en salud mental.

Geraldine Ramírez Cuervo, trabajadora social y joven investigadora del proyecto fase II.

Angie Carolina Natib Rosero, terapeuta ocupacional y joven investigadora del proyecto fase II.

Laura Andrea Orjuela Candela, Angie Lizeth Parra Castañeda, Jeriza Catalina Daza Corba, Giovanni Andrés Numpaque Arcila, Tatiana Valenzuela Buitrago, Andrés Felipe Jara Sastoque, Katherin Quintero Parra y Lorena Sofía Hernández Tilaguy, quienes se desempeñaron como estudiantes auxiliares del proyecto en sus fases I y II.

A los estudiantes de medicina del Semillero de Investigación Cualitativa en Violencia y Salud, adscrito al Grupo de Investigación en Violencia y Salud de la Universidad Nacional de Colombia, quienes aportaron desde allí a los logros del proyecto.

Finalmente, se agradece a todas las demás personas y entidades que también aportaron para que este trabajo pudiera ser realizado.

AUTORES

Zulma Consuelo Urrego Mendoza

Médica cirujana, especialista en Psiquiatría y Epidemiología, magíster en Psicología Clínica y de la Familia, y doctora en Salud Pública. Es profesora titular del Departamento de Salud Pública y líder del Grupo de Investigación en Violencia y Salud, adscrito al doctorado en Salud Pública de la Universidad Nacional de Colombia.

Nadia Katherinne Ríos Camargo

Médica cirujana, maestranda en Salud Pública y joven investigadora del grupo Violencia y Salud de la Universidad Nacional de Colombia.

Natalia Moreno Arévalo

Bacterióloga, laboratorista clínica y magíster en Salud Pública. Es investigadora del grupo Violencia y Salud de la Universidad Nacional de Colombia.

Yenifer Lorena Salguero Rodríguez

Diseñadora industrial. Es investigadora del grupo Violencia y Salud de la Universidad Nacional de Colombia.

Diana Carolina Chaves Silva

Química y magíster en Toxicología. Es profesora asociada y coordinadora del laboratorio de toxicología en el Departamento de Toxicología de la Facultad de Medicina en la Universidad Nacional de Colombia.

David Andrés Combariza Bayona

Médico cirujano, especialista en Epidemiología y en Medicina del Trabajo, y magíster en Toxicología. Es profesor asistente del Departamento de Toxicología de la Facultad de Medicina en la Universidad Nacional de Colombia y director del grupo de investigación TÓXICAO (Toxicología ambiental y ocupacional) del Departamento de Toxicología de la Facultad de Medicina en la Universidad Nacional de Colombia.

Mario Esteban Hernández Álvarez

Médico cirujano, especialista en Bioética, magíster y doctor en Historia. Es profesor asociado del Departamento de Salud Pública de la Facultad de Medicina en la Universidad Nacional de Colombia, coordinador del doctorado en Salud Pública de la misma institución y líder del grupo de investigación en Estudios Sociohistóricos de la Salud y la Protección Social.

CONTENIDO

ÍNDICE DE TABLAS

ÍNDICE DE FIGURAS

PRESENTACIÓN

Este documento contiene los resultados del *Laboratorio de salud rural e intercultural comunidad de Bojayá, Chocó,* desarrollado entre 2018 y 2022 por el Grupo de Investigación en Violencia y Salud de la Universidad Nacional de Colombia, en coordinación con la comunidad de Bojayá (Chocó), representada en su Comité por los Derechos de las Víctimas de Bojayá.

Expone de manera sintética los hallazgos obtenidos mediante los proyectos de investigación concatenados en el marco del laboratorio de salud mencionado, con el fin de proveer a la comunidad participante y a los tomadores de decisiones en salud, un conjunto de elementos orientadores para la construcción de políticas públicas.

Bojayá, un municipio ubicado a orillas del río Atrato en el departamento de Chocó (Colombia), fue testigo el 2 de mayo de 2002 de una de las masacres más sentidas contra población civil, en el marco del conflicto armado interno en el país. Han pasado más de 20 años desde entonces y la población sobreviviente de la masacre aún presenta secuelas en salud física, mental y espiritual, que requieren de atención urgente para transitar hacia caminos de paz, verdad, justicia, reparación, y no repetición. Son 157 personas las que habitan en diferentes territorios de Colombia y son sobrevivientes directos de la masacre (1). La atención integral en salud para los sobrevivientes ha sido deficiente, a pesar de la existencia del Programa de Atención Psicosocial y Salud Integral a Víctimas (PAPSIVI), y otras normas que reglamentan la prestación de atención en salud de este tipo de población.

Para el año 2018, 16 años después del estallido del artefacto explosivo improvisado (AEI), al menos 81.8 % de los sobrevivientes presentaba algún diagnóstico en salud mental, 65 % en salud auditiva y 33 % de esquirlas interiorizadas (1). Se presentan resultados de investigación en relación con ese tema, junto con una serie de recomendaciones derivadas para la atención de los principales diagnósticos de salud en esta comunidad, como aporte para avanzar hacia la reparación integral en salud y las garantías de no repetición.

«Cantamos el alabao
En el proceso 'e paz
Pá´vé si ejte presidente
Noj quiere colaborar
(¿Con qué, con qué, con qué corazón, con qué?)
Andamos pa'rriba y pá bajo
Buscando la felicidá
Pá´vé si ejte presidente
Nos deja'l proceso 'e paz"
(¿Con qué, con qué, con qué corazón, con qué?)»

Alabao de resistencia
Versos provistos por Zenaida Mosquera Palacios
Nueva Bellavista (Bojayá, Chocó), 2018

INTRODUCCIÓN

En el departamento del Chocó, en Colombia, a orillas del río Atrato y en el litoral del océano Pacífico, se encuentra el municipio de Bojayá. Este ha sido fuertemente golpeado por el conficto armado interno colombiano desde la década de los 90 y, al igual que el departamento, suele ubicarse en los primeros lugares de pobreza en el contexto nacional (2).

La cabecera municipal de Bojayá es Bellavista, fundada en 1946, la cual fue el epicentro de una de las masacres más emblemáticas del conflicto armado interno colombiano, ocurrida el 2 de mayo de 2002; allí la población permaneció sitiada durante varios días en medio de confrontaciones armadas, con un saldo trágico de víctimas civiles que aún no termina de aclararse (3, 4).

Por un lado, los grupos armados al margen de la ley que se enfrentaban, la guerrilla de las FARC bloque José María Córdoba, el grupo de paramilitares del Bloque Elmer Cárdenas y el Estado Mayor de las Autodefensas Unidas de Colombia (AUC), y, por el otro, el Estado Colombiano que se ausentó antes y durante el enfrentamiento, a pesar de las alertas tempranas expresadas por la comunidad (4). El evento más recordado durante este enfrentamiento será el lanzamiento por parte de las FARC de un artefacto explosivo improvisado (AEI) tipo *pipeta* contra las AUC, resguardadas tras la población civil, lo que produjo su estallido al interior de la iglesia del municipio en la que se resguardaba la comunidad que no alcanzó a huir (3-5).

La explosión de ese artefacto no convencional causó la muerte de 119 personas y provocó heridas en otras 98 personas de la población civil (5, 6). Además de ser un crimen de lesa humanidad y una infracción al Derecho Internacional Humanitario, presentó un alto número de víctimas mortales menores de edad —se reconocen

48— y mujeres, en un sitio de carácter espiritual y simbólico para la comunidad, con un alto número de personas desplazadas a otros territorios (4, 7). Han pasado más de 20 años desde entonces y la salud de los bojayaceños sobrevivientes aún no ha sido atendida de forma integral (8, 9).

Este documento presenta los resultados del *Laboratorio de salud rural e intercultural comunidad de Bojayá, Chocó,* desarrollado entre 2018 y 2022 desde el grupo de investigación en Violencia y Salud, adscrito a la Facultad de Medicina de la Universidad Nacional de Colombia (una reseña de los proyectos que lo integraron y su caracterización metodológica está en los anexos 1 y 2). Inicialmente, se presenta una síntesis de revisión de literatura y luego los hallazgos empíricos más notables, seguidos por una descripción breve y generalizada de las normas disponibles hasta el momento, para la atención en salud de víctimas del conflicto armado y de AEI.

A continuación, se presenta la propuesta de Rutas Integrales de Atención en Salud (RIAS), las vigentes para el momento de terminar el diagnóstico de situación, dirigidas a los 15 diagnósticos más frecuentes en la población de bojayaceños sobreviviente, para finalizar con una serie de conclusiones a modo de recomendación para las autoridades sanitarias, que contribuyan en la garantía del derecho a la salud para esta población. Tanto el diagnóstico de salud ofrecido, como las posibles rutas de atención propuestas, podrán servir de insumo para iniciativas presentes y futuras en favor de la atención integral en salud de éste tipo de víctimas del conflicto armado colombiano.

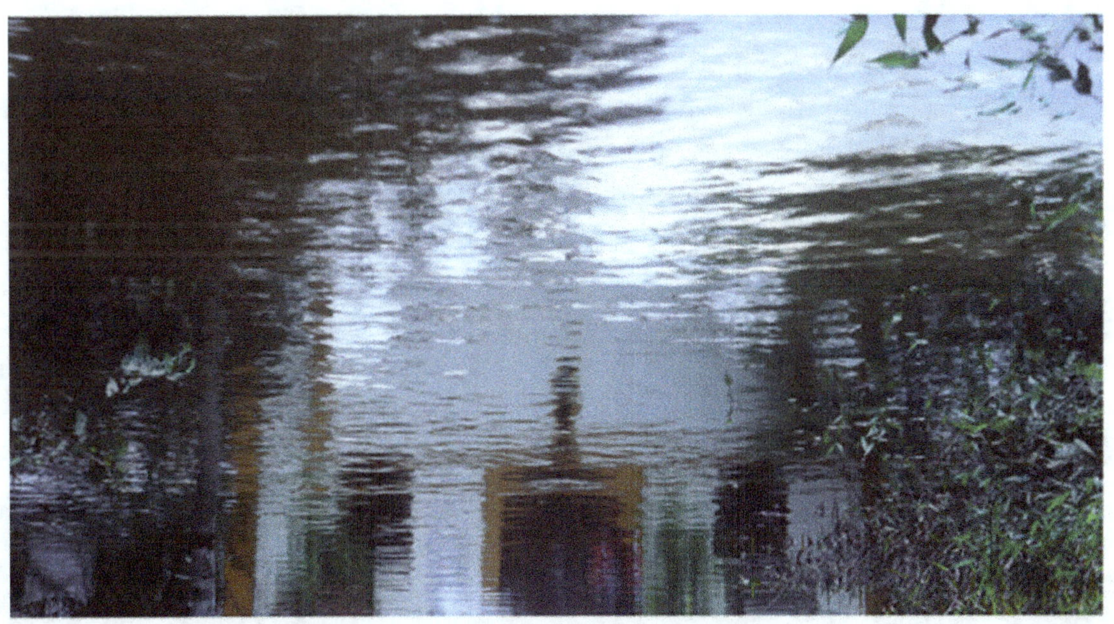

Figura 1. La iglesia de Bellavista Viejo reflejada en el agua. Bojayá, Chocó
Fuente: cortesía de Germán Piñeros, 2018.

CAPÍTULO 1

EFECTOS DE LOS ARTEFACTOS EXPLOSIVOS IMPROVISADOS EN LA SALUD HUMANA

Recordemos que toda violencia, en especial, dentro del marco de un conflicto armado, «manifiesta algunos elementos centrales que inciden en la salud y los modos de vida y subsistencia de las personas en el territorio» (8, p.19). En el caso de las minas antipersona (MAP), la munición sin explotar (MUSE) y los artefactos explosivos improvisados (AEI), según informes de la procuraduría General de la Nación, estos

> han sido utilizados de manera indiscriminada tanto por diferentes grupos armados ilegales en el marco del conflicto armado, como por organizaciones criminales dedicadas al narcotráfico. Esta práctica ha tenido como consecuencia un alto número de víctimas civiles y militares, restricciones al uso de la tierra, daños a bienes civiles y la destrucción de vínculos entre las comunidades y sus territorios. (10, p.19)

Lo anterior se da, aunque desde 1997 Colombia firmó el Convenio de Ottawa sobre prohibición de uso de estas armas militares y sobre desminado (10).

En 30 de septiembre de 2021, la Oficina del Alto Comisionado para la Paz, en su programa *Descontamina Colombia*, señaló que se habían registrado en el país 12 103 víctimas de MAP y MUSE desde 1999, año en que iniciaron los registros por esta oficina. Tan solo en el año 2006, se había presentado el mayor número de víctimas en el país, 1228 personas. El 81 % (9770) sobrevive y el 19 % (2333) fallece, es decir, la víctima fallece en aproximadamente en 1 de cada 5 casos. En lo corrido del 2021, la cifra de víctimas de estos artefactos ascendió a 114 personas, de las cuales 3 son víctimas pertenecientes a comunidades indígenas en el municipio de Bojayá, una de ellas falleció (11).

No obstante, hay un subregistro, en comparación con las cifras del Registro Único de Víctimas (RUV), de algunas organizaciones sociales del país, en el que además cuentan a las más de 150 víctimas de la Masacre de Bojayá. Las víctimas civiles de MAP, MUSE y AEI entre 1997 y 2002 corresponden al menos a la mitad del total de víctimas por año (10), «así, en 1997 y 1998 ascienden al 69 % del total de víctimas, en 1999 son el 52 %, en el 2000 y 2001 el 54 %, y en el 2002 el 50 % de las víctimas» (10, p.26).

A pesar de conocerse la magnitud de este evento en salud pública y de contar con todo un desarrollo legislativo para atender esta situación en Colombia, aún existen víctimas civiles que no han recibido toda la atención requerida para una adecuada restitución de derechos, rehabilitación y reparación integral en salud.

No hay muchos estudios sobre los impactos en la salud de los AEI en población civil, contrario a lo que sucede en población víctima de la fuerza pública, y conocerlos es importante para mejorar la gestión y rutas de acceso de atención en salud para estos casos. Un ejemplo claro son los sobrevivientes de la Masacre de Bojayá, para quienes está pendiente garantizar el derecho fundamental a la salud, reconocer plenamente el diagnóstico de sus dolencias y sufrimiento, crear mejores rutas para acceder a tratamientos y rehabilitación integral, reparar y garantizar la no repetición de los hechos sufridos.

Se conocen, por literatura científica, reportes de caso y documentos técnicos en que los AEI someten a las personas que sobreviven a ruido intenso por detonaciones, lo que arriesga su salud auditiva, generando potencial daño auditivo e hipoacusia, incluso irreversible (12), además de que se incrementa el riesgo de intoxicaciones crónicas por metales pesados cuando se liberan gradualmente cantidades del metal presente en las esquirlas incrustadas; lo anterior puede generar también alteraciones en los tejidos por cuerpos extraños alojados (13, 14).

A esto se suman otras afectaciones derivadas del conflicto armado que produce el uso de AEI, como el sufrimiento y daños al alma por la mala muerte (15), desplazamiento forzado, la desaparición forzada, la pérdida del tejido entre la persona afectada la comunidad y el territorio, alteraciones en la salud mental, pérdida de la identidad cultural, entre muchos otros (4, 6, 8, 16, 17), además de muchos otros tipos de violencias que se ven interconectadas en torno a un mismo territorio (18). Todo esto se ve magnificado en un marco de desatención crónica por parte del sistema de salud (1), con impactos diferenciales según curso de vida y género, entre otras especificidades.

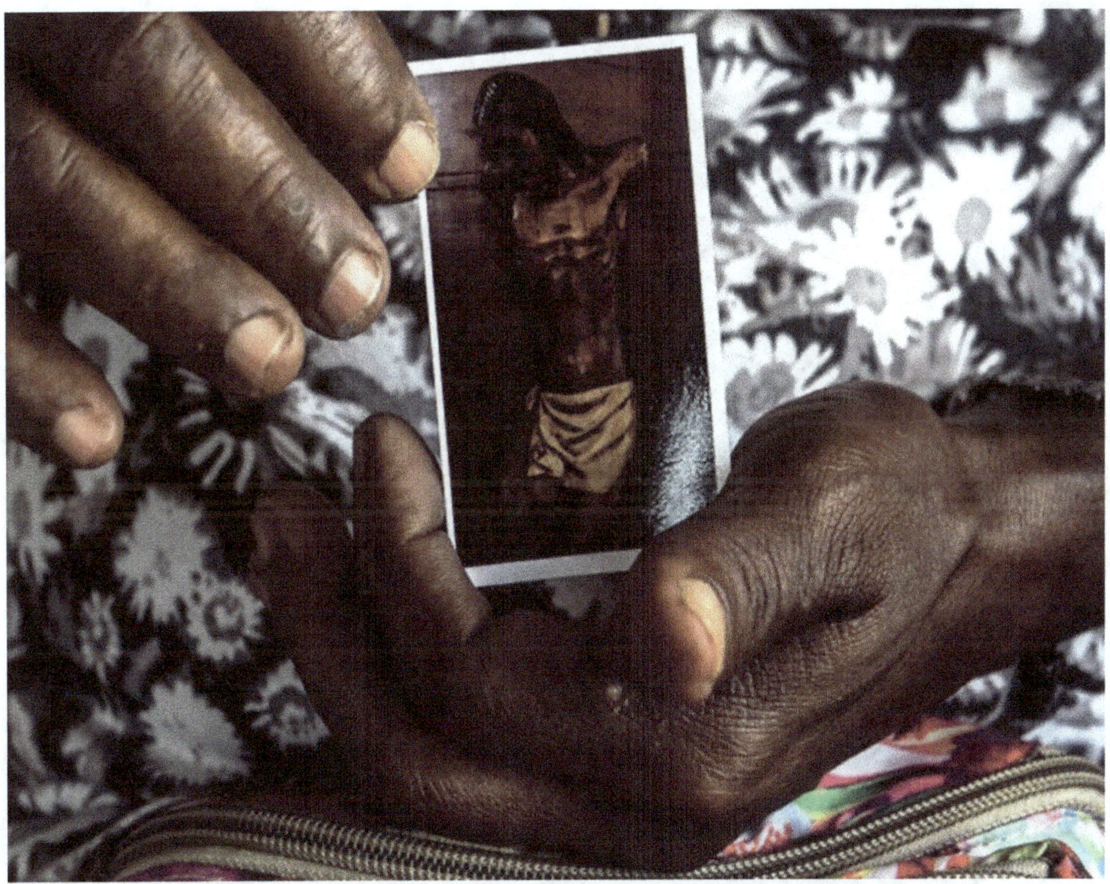

Figura 2. El Cristo mutilado de Bojayá en las manos de una superviviente. Bellavista Nuevo, Bojayá, Chocó
Fuente: cortesía de Germán Piñeros para el proyecto, 2018.

CAPÍTULO 2

AFECTACIONES EN LA SALUD DE SOBREVIVIENTES DEL CONFLICTO ARMADO
Y DEL ESTALLIDO DE UN ARTEFACTO EXPLOSIVO IMPROVISADO EN BOJAYÁ, CHOCÓ

2.1. CARACTERIZACIÓN INICIAL

Según registros del Comité por los Derechos de las Víctimas de la Masacre de Bojayá, el total de sobrevivientes directos de la masacre habría sido de 157 personas, quienes actualmente habitan en diferentes territorios de Colombia (1). Para el año 2017, 16 años después del estallido del AEI, 30 % de sobrevivientes refirió algún «problema auditivo» autopercibido, sin reportar ninguna exploración clínica integral previa por parte del Sistema General de Seguridad Social en Salud (SGSSS) (12). Además, según el Censo Nacional de 2018 elaborado por el DANE, «en Bojayá el 14.99 % de las personas encuestadas relatan dificultad permanente para oír, el 29.98 % refieren dificultad permanente para ver; mientras que el 32.89 % refiere dificultad permanente para moverse» (8, p.47).

La prevalencia de síntomas referidos por los sobrevivientes de la masacre muestra que 83 % de las personas presentan cefalea; 35 % parestesias; 65 % dolor lumbar o articular; 65 % alteraciones visuales; 91 % percepción de hipoacusia o *tinnitus*; 59 % síntomas en salud mental de tipo postraumático; 18 % relacionados con depresión (1). Algunos «relataron haber sufrido traumas complejos del rostro, con impactos en su salud mental y bienestar psicosocial, así como discapacidad sensorial visual producto del AEI» (8, p.48).

El estallido del AEI y la masacre, produjo un desplazamiento forzado masivo en la población de Bojayá, tanto de comunidades indígenas como afrocolombianas, lo que condujo a un cambio en el modo de vida de las personas y la pérdida de la soberanía alimentaria. Las comunidades presentan evidencia de malnutrición por exceso de insumos calóricos, con frecuente obesidad y sobrepeso en la población desplazada en Quibdó, que contrastan con el cuadro principal descrito en Bojayá, de desnutrición por las dificultades para satisfacer sus necesidades alimentarias y nutricionales saludables.

En la zona rural, las economías ilícitas asociadas a diversos actores han producido una deforestación masiva, lo que disminuye la cantidad de animales de caza disponibles para el consumo; la minería ilegal ha contaminado los ríos, afectando de forma significativa la cantidad de peces (19), así como también se ha producido su contaminación con mercurio, a la par que la del ambiente; además, el confinamiento al que someten a la comunidad los diversos grupos armados allí presentes, por control directo del río o implantación deliberada de MAP, MUSE y AEI terrestres, disminuye la posibilidad de ingreso de alimentos provenientes de otros territorios (8, 9).

Los promotores de salud, junto con los vacunadores y demás agentes sanitarios dedicados a los programas de enfermedades transmitidas por vectores fueron debilitados y desplazados del territorio por acción directa de la violencia que ejercen los grupos armados, y por desfinanciamiento y abandono por parte del SGSSS, luego de la Ley 100 de 1993 (8).

En un marco de violencia directa ejercida por el conflicto armado, la violencia socioespacial por los confinamientos, y la estructural por la desigualdad socioeconómica y el abandono del Estado (6), se configuraron brotes de conducta suicida entre la comunidad indígena embera (niñas, niños y jóvenes) (8). El desplazamiento masivo también provocó la pérdida de prácticas culturales importantes para los grupos étnicos afrocolombianos, tales como la imposibilidad de ombligar a los niños recién nacidos para la conexión con el territorio (8).

Un avance importante para el reconocimiento de la situación de salud de los sobrevivientes de AEI en Bojayá, radica en la constante movilización y búsqueda por parte del Comité por los Derechos de las Víctimas de la Masacre de Bojayá, para lograr que todos los sobrevivientes accedan a la verdad, la justicia, la reparación y las garantías de no repetición del evento sufrido. Por solicitud del comité y en articulación con la Universidad Nacional de Colombia, se inició en 2018 un proyecto de extensión solidaria e investigación, conocido como *Laboratorio de salud rural e intercultural: comunidad de Bojayá, Chocó*, que en su primera fase se orientó a elaborar un diagnóstico de la situación en salud de esta población víctima directa del conflicto armado y de AEI en Bojayá, a través de actividades colectivas e individuales, llevadas a cabo por profesionales en salud pública, antropología social, medicina general, salud mental, fonoaudiología y fisioterapia (1, 6).

Con ese marco, y sin ser excluyentes entre sí, pues una persona pudo haber recibido más de un diagnóstico, se evidenció que las impresiones diagnósticas más frecuentemente encontradas en los sobrevivientes que participaron, agrupados en síntomas sistemas alterados, grupo de riesgo según RIAS y por diagnósticos más relevantes del hecho victimizante, fueron las siguientes (ver figura 3):

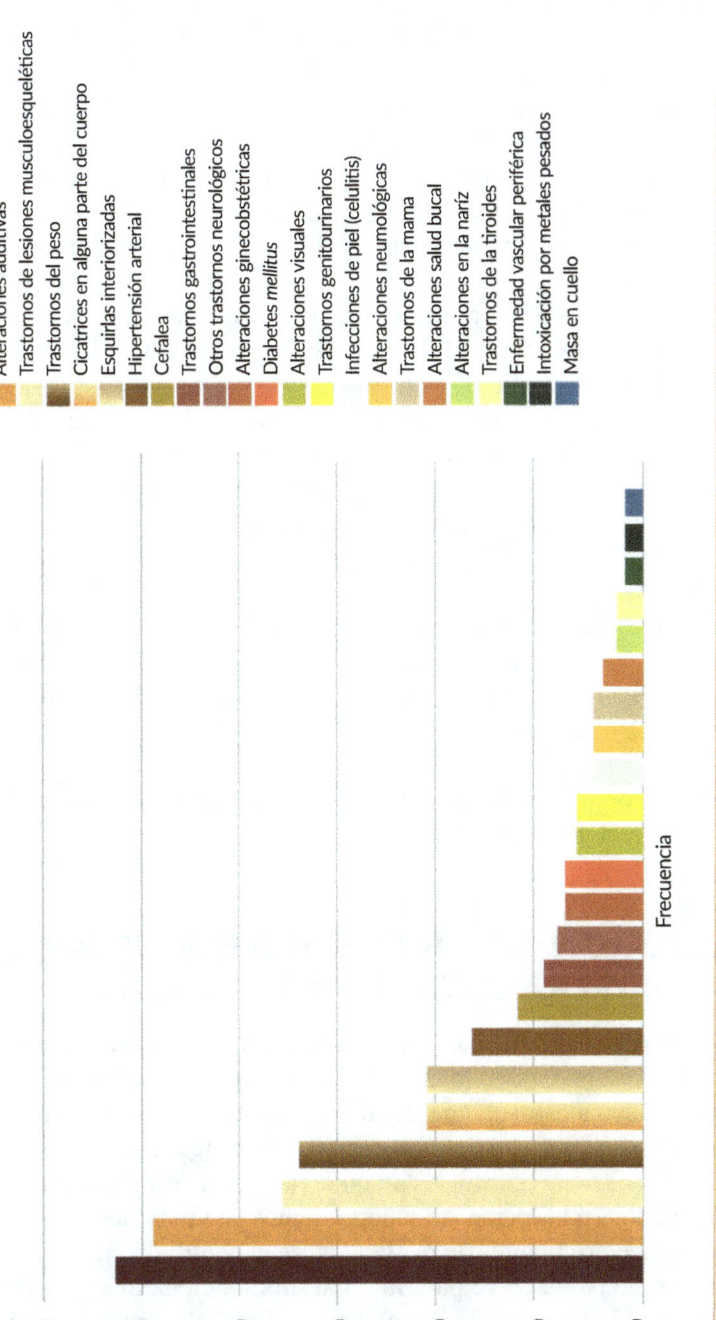

Figura 3. Diagnósticos en sobrevivientes de la Masacre de Bojayá, Chocó, 2018

Los trastornos en la salud mental fueron las impresiones diagnósticas más frecuentes entre los sobrevivientes, algunos con mayor o menor gravedad, cronicidad y afectaciones en la vida diaria. El síndrome de estrés postraumático (56 %), los trastornos depresivos mayores (12 %) y los duelos no resueltos fueron los diagnósticos de salud mental más frecuentemente realizados (1).

Adicionalmente, un análisis, adelantado con 44 de las mujeres sobrevivientes de la Masacre de Bojayá participantes en el estudio, sobre su salud sexual y reproductiva en interface con su salud mental, evidenció que un 32 % de ellas afrontaba dificultades para acceder a métodos de planificación familiar, lo cual las exponía a embarazos no deseados; así mismo, un 23 % presentaba disfunciones sexuales, 13.63 % antecedentes de violencia sexual y 34 % de violencia intrafamiliar, mientras 61.34 % cursaban simultáneamente con un trastorno por estrés postraumático.

En una sección posterior se discutirá, además, sobre el riesgo potencial de toxicidad por metales pesados que afecta a las personas que conservan esquirlas de AEI en sus cuerpos, la cual puede generar sintomatología mental que no debe confundirse con la producida por trauma psicológico.

Por otro lado, se reconoce que
una forma de revictimización de la que ha sido objeto la comunidad boja-
yaseña, es la falta de servicios de atención en salud mental y la desar-
ticulación de las rutas de atención, constituyéndose en una expresión
más de la violencia estructural que han vivido. (20, p.8)

Ante lo cual la comunidad ha desarrollado diversas estrategias para lidiar por sí misma con la adversidad (21, 22).

2.2. SALUD MENTAL Y BIENESTAR PSICOSOCIAL: MUCHO MÁS QUE PROBLEMAS Y TRASTORNOS

Más allá de los trastornos de la salud mental antes mencionados, y de otros problemas en salud mental que pudieron quedar inexplorados, durante la fase II del proyecto se llevó a cabo un análisis con base en la información de salud mental recabada en la fase I, enfocándose más específicamente en las redes familiares y sociales, en las estrategias adaptativas, y los determinantes de resiliencia evidenciados en las personas supervivientes de la Masacre de Bojayá.

En cuanto a los determinantes de resiliencia, se encontró que las relaciones familiares jugaron un papel clave para facilitar una funcionalidad positiva en los supervivientes de la Masacre de Bojayá; en conjunto con recursos sociales, tales como la presencia de relaciones sociales y comunitarias cercanas que sirven de apoyo ante las dificultades. Desde una perspectiva personal, la asertividad, la adaptabilidad y la disposición a continuar la vida pese a la adversidad, junto con recursos espirituales tales como la oración y el perdón, fueron de gran importancia para esta población.

En relación con lo anterior, las estrategias adaptativas ante la adversidad que con más frecuencia se reconocieron como utilizadas por las personas supervivientes de Bojayá, con quienes se interactuó a través del Laboratorio de salud rural e intercultural, fueron: la espiritualidad y prácticas religiosas, acudir a las redes familiares, y el apoyo social de amigos y vecinos. Por otro lado, también siguen utilizándose algunas estrategias de evitación, tales como mantenerse lejos de situaciones, conversaciones, lugares, actividades o personas que les revivan el evento traumático representado en la masacre.

En cuanto a la familia, pudo reconocerse que, aunque tal evento significó pérdidas significativas para las personas afectadas, con lo cual se generaron cambios en las dinámicas y estructuras familiares, que en ocasiones conllevaron rompimiento de lazos y vínculos previos, también ocurrió una posterior reorganización familiar, con surgimiento de nuevas formas de relacionamiento que resultan protectoras para las personas.

La funcionalidad familiar positiva predominó en estas nuevas formas familiares reconstituidas a partir de la supervivencia a la masacre, entre las cuales son comunes los modos de organización y estructura familiar propios de la familia nuclear mediada por la unión libre, sin perder lazos con la familia extensa. Allí, las pautas de relacionamiento, de cercanía y unión fueron las más frecuentemente reconocidas por los participantes, sin desconocer que, en algunos casos, la violencia del contexto se ha interiorizado hacia el núcleo familiar, con emergencia de relaciones conflictivas e incluso expresiones de violencia intrafamiliar.

La familia fue identificada por las personas participantes como su principal red de apoyo, en el marco de otras redes sociales y comunitarias que les significan recursos sociales positivos, favorecedores de su bienestar.

2.3. SALUD AUDITIVA: UN TEMA INAPLAZABLE POR DAÑOS QUE PROGRESAN

Subjetivamente, las tres principales quejas auditivas en la población estudiada fueron el *tinnitus*, la otalgia y el vértigo. Objetivamente, un 81.97 % de los sobrevivientes del AEI del 2002 que fueron valorados en el *Laboratorio de salud rural e intercultural: comunidad de Bojayá, Chocó*, presentan alteraciones en su audición correspondientes a cualquier tipo y grado de hipoacusia (7, 12, 23).

Además, 79.49 % presentaron una otoscopia alterada (otitis, tímpano cicatrizal, membrana monomérica o dimérica, micosis, retracción timpánica, tapón total o parcial de cerumen, timpanoplastia, vascularización del canal auditivo, perforación timpánica o tímpano esclerótico). El 26.13 % tuvo ausencia total de reflejos estapediales en el oído derecho y 34.43 % en el oído izquierdo (12).

El principal diagnóstico encontrado fue H90.0, hipoacusia conductiva bilateral, en 16 personas (26.23 %) (12). Es de anotar que, además de la exposición al estallido del AEI, esta población estuvo expuesta durante los años posteriores a múltiples factores adicionales con la potencialidad de incrementar el daño auditivo, tales como ruidos derivados de motores y artefactos de trabajo o diversión, ototóxicos, e inclusive el paso de la edad misma, en ausencia de atención médica específica.

Ante la ausencia de atención integral en salud para este problema y como parte de la respuesta autónoma de la comunidad que acude a la medicina propia para dar solución a sus dolencias, las plantas medicinales han sido las principales aliadas en el tratamiento de la otalgia, siendo esta última la principal queja auditiva que logra ser autoatendida (24).

2.4. TRASTORNOS DEL PESO: CAMBIOS EN LA SOBERANÍA Y SEGURIDAD ALIMENTARIAS

Está bien documentado que el conflicto armado generó cambios en los sistemas productivos dentro del territorio de Bojayá, los cuales incluyen no solo la afectación de las condiciones para practicar oficios agropecuarios que permiten generar sustento, tales como la siembra, la caza o la pesca, sino también modificación de los dispositivos para la transmisión de saberes relacionados con esos menesteres, y con otros que permitirían ingresos adicionales para garantizar la subsistencia. Así, las comunidades asentadas en el territorio de Bojayá fueron perdiendo su capacidad de proveer el alimento necesario para cada hogar (4), lo cual sentó bases amplias para el desarrollo de alteraciones nutricionales en la población.

Considerando un índice de masa corporal entre 18.5 y 24.9 como correspondiente al peso normal, se diagnosticaron trastornos o alteraciones del peso en el 59.6 % de los sobrevivientes (37/62). El más frecuente fue la *obesidad* (n= 22/37), seguido por el *sobrepeso* (n= 14/37) y finalmente el *bajo peso*, pendiente por valorar *desnutrición crónica del adulto* (n= 1/37) (ver figura 4).

Estos cambios en el peso se relacionan con deficiencias en la alimentación, especialmente por exceso de consumo de calorías, indicativas de la pérdida de la soberanía y seguridad alimentaria por el desplazamiento forzado, la violencia estructural y la pobreza, entre muchos otros procesos destructores de la salud, pues las personas han tenido que cambiar su alimentación tradicional más balanceada por otra con alimentos de menor calidad.

En ese sentido, teniendo en cuenta que el sobrepeso y la obesidad se asocian con enfermedades no transmisibles crónicas, es necesario generar rutas de atención integral con énfasis en la Atención Primaria en Salud (APS), para prevenir y tratar a tiempo las secuelas irreversibles en la salud, producto de esta situación.

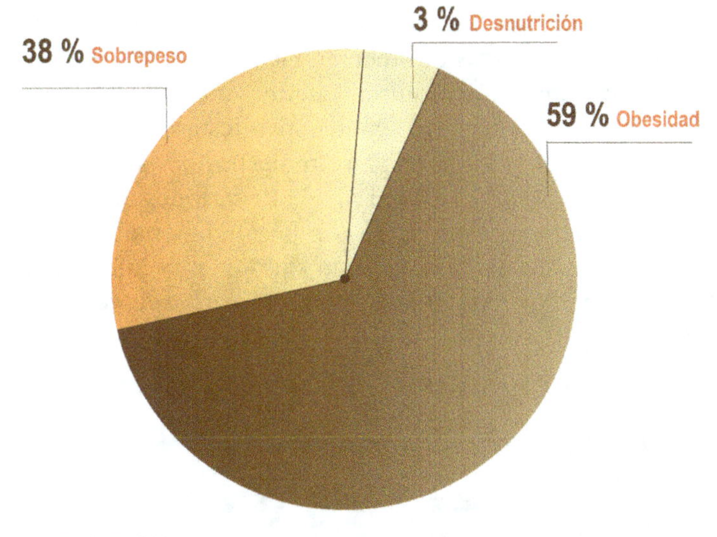

Trastornos de peso en sobrevivientes de Bojayá
n = 37

Figura 4. Trastornos del peso en sobrevivientes de la Masacre de Bojayá, 2018

2.5. ACCIONES URGENTES ANTE ESQUIRLAS, PATOLOGÍAS CRÓNICAS DESATENDIDAS Y POSIBLES NEOPLASIAS

Al menos un 33 % de los sobrevivientes analizados aún tiene esquirlas o proyectiles interiorizados en sus tejidos, desde el momento de la masacre del 2002. Los bojayaceños perciben que se ha incrementado la mortalidad por cáncer entre los sobrevivientes del episodio, y esta es una conexión etiológica, entre otras posibles, que permanece inexplorada (8).

Durante el desarrollo del *Laboratorio de salud rural e intercultural: comunidad de Bojayá, Chocó* no fue posible diagnosticar neoplasias, por la complejidad de los procedimientos diagnósticos requeridos para lograrlo. Sin embargo, así como existen exposiciones ambientales a agentes tóxicos derivados de la extracción aurífera y otros procesos contaminantes en el territorio donde habitan estas personas, también será importante avanzar en el diagnóstico de intoxicación por metales pesados, debido a la presencia de esquirlas de AEI y proyectiles de arma de fuego, pues la toxicidad crónica por metales puede generar cambios tisulares con potencial neoplásico. También se requieren acciones urgentes en salud para la exploración del desarrollo de neoplasias que puedan tener alguna relación con el evento, con el fin de generar las rutas de tratamiento oportunas (1, 14).

Aunque los sobrevivientes diagnosticados con esquirlas interiorizadas presentaron a grandes rasgos diagnósticos similares a aquellos que no las tienen, podemos observar algunas diferencias importantes a la hora de definir futuros estudios de asociación y rutas de atención integral (7).

De los sobrevivientes con esquirlas interiorizadas (33 % del total; 22/67), al ser indagados sobre morbilidad sentida, manifestaron en cada caso padecer más de un síntoma. Así, 81.8 % expresó molestias por sentir las esquirlas en su cuerpo (18/22); 36.36 % (8/22) refirió alteraciones auditivas; y, 22.7 % manifestó algún síntoma relacionado con la salud mental (5/22), una herida en el cuerpo tipo cicatriz (5/22), o algún síntoma musculoesquelético como lumbagos (5/22). Sin que las manifestaciones sean excluyentes entre sí para una misma persona (ver figura 5).

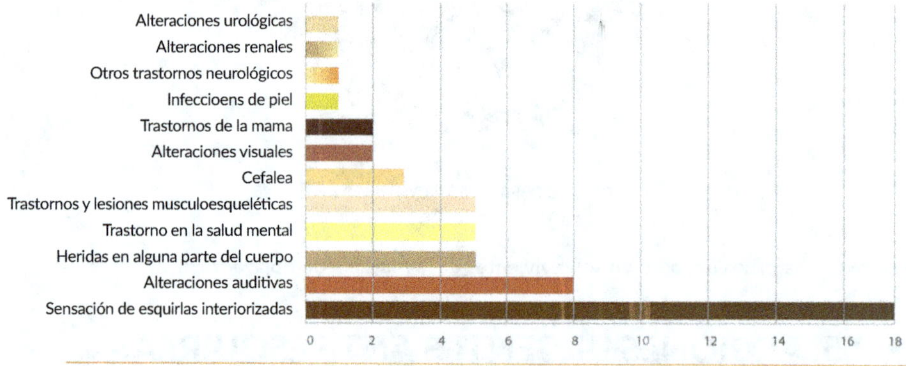

Figura 5. Morbilidad sentida en sobrevivientes con diagnóstico de esquirlas interiorizadas, 2018

Del mismo modo, las impresiones diagnósticas efectuadas no fueron excluyentes entre sí, pues cada persona pudo recibir más de una. Sobre esa base, las más frecuentes en las personas con esquirlas fueron: los trastornos en la salud mental (86.3 %; 19/22 personas); las alteraciones auditivas (73 %; 16/22personas); las cicatrices (64 %; 14/22 personas); los trastornos del peso (68 %; 15/22 personas), del tipo obesidad en 36.3 % (8/22 personas), sobrepeso (27.2 %; 6/22 personas) y bajo peso (4.5 %; 1/22 personas); los trastornos musculoesqueléticos en 36.36 % (8/22), entre los cuales, el síndrome de manguito rotador es el más frecuente (2/8 personas), pseudoartrosis rodilla (2/8 personas), hernia discal (2/8 personas), fibromialgia (1/8 personas), escoliosis (1/8 personas); la cefalea también es prevalente entre los sobrevivientes con esquirlas interiorizadas (13.6 %; 3/22 personas); las alteraciones neumológicas (13.6 %; 3/22 personas); y, los trastornos cardiovasculares (13.6 %; 3/22 personas); entre otros (ver figura 6).

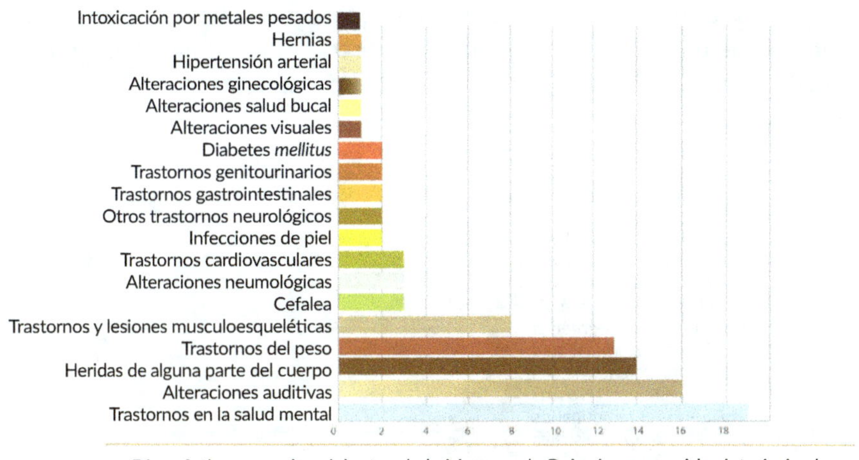

Diagnósticos en sobrevivientes de la Masacre de Bojayá con esquirlas interiorizadas
n = 22

Figura 6. Diagnósticos en sobrevivientes de la Masacre de Bojayá con esquirlas interiorizadas, 2018

Por otra parte, entre los sobrevivientes que no presentan esquirlas interiorizadas (67 %; 45/67), el 53.3 % refirió algún síntoma en la dimensión de la salud mental (24/45), 48.8 % en la salud auditiva (22/45), 22.2 % algún síntoma musculoesquelético (10/45), 15.5 % alguna cicatriz (7/45), 20 % alguna alteración en la salud visual (9/45); entre otros. Es importante resaltar que los síntomas manifestados como morbilidad sentida no fueron excluyentes entre sí (ver figura 7).

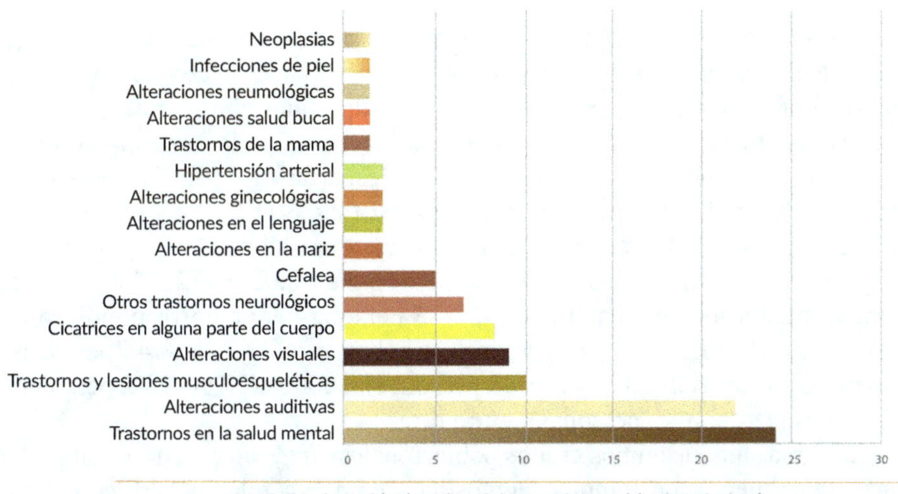

Morbilidad sentida de sobrevivientes sin esquirlas interiorizadas
n = 45

Figura 7. Morbilidad sentida en sobrevivientes de Bojayá sin esquirlas interiorizadas, 2018

En estos sobrevivientes sin esquirlas, y recordando que cada persona pudo recibir más de una impresión diagnóstica, predominaron las alteraciones relacionadas con: la salud mental (81.4 %; 35/45 personas) y auditivas (78 %; 33/43personas) (ver figura 8).

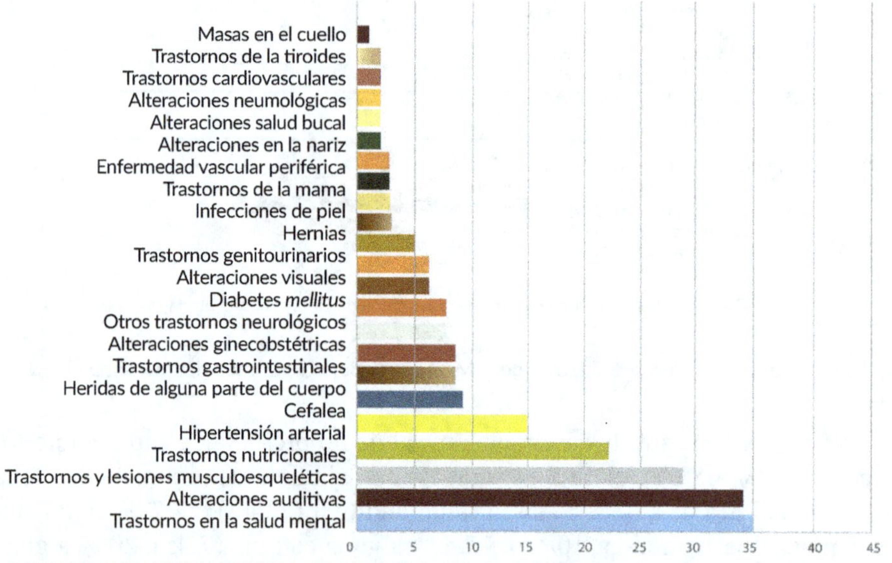

Figura 8. Diagnósticos en sobrevivientes de Bojayá sin esquirlas interiorizadas, 2018

Llamó la atención que estas personas sin esquirlas recibieron con más frecuencia algunas impresiones diagnósticas, en comparación con las observadas en los sobrevivientes con esquirlas interiorizadas, tales como: trastornos musculoesqueléticos (67.4 %; 29/45) como alteraciones de la columna vertebral (33.3 %; 15/45 personas); hernia discal a descartar (4.4 %; 2/45 personas); luxación de hombro (2.2 %; 1/45 personas); artralgias (17.7 %; 8/45 personas); mialgias (4.4 %; 2/45 personas), tensión muscular (4.4 %; 2/45 personas).

También se describieron en ellos: neuropatía diabética (2.2 %; 1/45 personas); trastornos del peso (49 %; 22/45 personas), que correspondieron al tipo obesidad (28.8 %; 13/45 personas) y sobrepeso (17.7 %; 8/45 personas); hipertensión arterial (33.3 %; 15/45 personas); cefalea (20 %; 9/45 personas); cicatrices (18 %; 8/45 personas); entre otras.

En suma, aunque ambos grupos poblacionales con y sin esquirlas comparten una alta frecuencia de algunos diagnósticos, como los relacionados con alteraciones de la salud mental y auditiva, también hubo diagnósticos más presentados en un grupo con respecto al otro. Ello deberá tomarse en cuenta en el momento de implementar rutas de atención integral en salud. Por ejemplo, la atención a las cicatrices y heridas deberá contemplarse rutinariamente cuando se atiendan personas que conservan esquirlas en su cuerpo. Así mismo, la detección de posible intoxicación crónica por metales tendrá que tomar en cuenta un perfil más amplio de metales tóxicos entre quienes tienen esquirlas, con respecto a quienes no las tienen, y no podrá perderse de vista en quienes conservan tales esquirlas el riesgo latente de posible desarrollo de neoplasias.

2.6. TOXICIDAD CRÓNICA POR METALES Y CONFLICTO ARMADO: UN TEMA POCO ABORDADO

Como ya ha sido mencionado en otras secciones, la región del Medio Atrato se ha visto afectada por múltiples procesos extractivistas con potencial de contaminar el territorio con metales pesados, tales como la minería del oro, la explotación maderera, el uso de pesticidas para erradicación de cultivos ilícitos y para la agroindustria a gran escala (4, 6), entre otras fuentes de contaminación posibles para la zona, que en la población de supervivientes de Bojayá incluyen, además, la presencia de esquirlas y proyectiles de arma de fuego interiorizados en su organismo.

Diversos estudios internacionales, que han dado seguimiento a personal militar superviviente de AEI en las guerras de Irak y Afganistán, informan sobre la potencial contaminación por metales tóxicos en las personas que sobreviven con esquirlas de AEI, así como con proyectiles de arma de fuego (PAF). Entre los metales tóxicos para los cuales se ha indicado vigilancia epidemiológica a largo plazo en esas poblaciones están: aluminio, arsénico, cadmio, cromo, cobalto, cobre, hierro, plomo, manganeso, molibdeno, níquel, tungsteno, uranio y zinc (13, 14). A su vez, se ha reconocido que la cuenca del río Atrato está afectada por una importante problemática de contaminación por mercurio, como resultado de la actividad minera aurífera en la zona (14).

Así, las personas supervivientes de la Masacre de Bojayá han estado expuestas a este tipo de contaminación ambiental y por presencia de esquirlas de AEI o PAF en algunos casos. Además, algunos de los síntomas y signos clínicos evidenciados en las evaluaciones médicas generales que se presentaron antes podrían estar explicados por toxicidad crónica debida a metales, entre otras causas. Por ello, se realizaron valoraciones clínicas toxicológicas y medición de niveles biológicos de dos metales pesados (plomo y mercurio) para 13 participantes del proyecto. Por restricciones técnicas del proyecto, no fue posible la exploración de la totalidad de la población abordada ni de otros metales que han sido recomendados por la literatura internacional para ser explorados en personas expuestas a esquirlas interiorizadas de AEI.

En las personas analizadas se verificó el antecedente de exposición a fuentes potenciales de metales tóxicos además de las esquirlas, entre las cuales se reportaron: el consumo de pescado y agua de fuentes potencialmente contaminadas, y, en algunos casos, exposición ocupacional o por explotación minera cerca de la vivienda.

También fue informada la presencia frecuente de síntomas compatibles con toxicidad crónica por plomo o mercurio, tales como: las artralgias y mialgias, seguida por cefalea y debilidad muscular generalizada (para el plomo); así como, irritabilidad o nerviosismo, cefalea y temores excesivos (para el mercurio); sin ignorar que algunos síntomas son comunes en las intoxicaciones crónicas por ambos metales. Además de los síntomas, algunos signos específicos, tales como la hiporreflexia generalizada, fueron hallados en algunos casos.

En cuanto a los niveles biológicos detectados para plomo y mercurio en estas personas, debe recordarse que cualquier nivel de metales tóxicos en un ser humano es indicativo de riesgo para la salud, por lo cual, no debe considerarse seguro ningún valor que se encuentre por debajo de los límites de referencia empleados por los laboratorios.

En ese orden de ideas, vale la pena resaltar que todas las personas evaluadas mostraron resultados con presencia de plomo y mercurio en su organismo, aunque en concentraciones diferentes. Un 38.46 % (5/13) tenía niveles de plomo en sangre cercanos o superiores al límite de referencia. Mientras que 46.15 % de las personas en quienes se realizaron pruebas para determinar mercurio en cabello mostraron niveles cercanos o superiores al límite de referencia. La tabla 1 resume los principales hallazgos:

Tabla 1. Niveles biológicos para plomo y mercurio, y exposiciones compatibles en sobrevivientes de la Masacre de Bojayá, Chocó (2021-2022)

Caso	Edad (años)	Sexo	Plomo en sangre (µg/dl)	Valor referencia (µg/dl)	Hg en cabello (mg/kg)	Valor referencia (mg/kg)	Hg en sangre (ng/ml)	Valor referencia (ng/ml)	Presencia esquirlas de AEI* o PAF+	Consume pescados locales	Consume agua del Atrato
1	69	H	2.02	< 5	-	-	3.50	< 10	No	Sí	No
2	35	M	4.12	< 5	-	-	1.30	< 10	Sí+	Sí	No
3	26	H	0.56	< 5	1.40	2.20	-	-	Sí*	Sí	No
4	49	M	1.05	< 5	7.10	2.20	-	-	Sí*	Sí	No
5	30	H	1.0	< 5	1.80	2.20	-	-	No sabe*	Sí	No
6	44	H	0.62	< 5	3.70	2.20	-	-	No	Sí	Sí
7	34	M	0.72	< 5	0.20	2.20	-	-	Sí*	Sí	No
8	56	M	3.93	< 5	4.00	2.20	-	-	Sí*	Sí	No
9	33	M	4.20	< 5	0.20	2.20	-	-	Sí*	Sí	No
10	60	M	1.53	< 5	0.80	2.20	-	-	No	Sí	No
11	35	M	1.48	< 5	1.20	2.20	-	-	No sabe*	Sí	No
12	40	H	4.29	< 5	1.10	2.20	-	-	No sabe*	Sí	No
13	45	M	5.15	< 5	2.60	2.20	-	-	Sí*	Sí	No

H: hombre; M: mujer; color rojo: valor superior al límite de referencia; color amarillo: valor cercano al límite superior de referencia; color azul: valor inferior al 50 % del límite de referencia; AEI*: artefacto explosivo improvisado; PAF+: proyectil de arma de fuego.

Ante la evidencia de plomo y mercurio en el organismo de las personas supervivientes de Bojayá analizadas, es importante que se les brinde seguimiento clínico y epidemiológico para tratar una posible toxicidad crónica por metales, no solo a quienes fueron aquí detectados, sino a toda la población en su conjunto, es decir, también a quienes comparten fuentes de exposición comunes. Además, entre quienes tienen esquirlas interiorizadas, es necesario ampliar la vigilancia epidemiológica de posible toxicidad crónica por metales, abarcando la totalidad de los metales que la literatura internacional recomienda evaluar en este tipo de personas expuestas a residuos de AEI. Así como efectuar exploraciones complementarias de tipo neurológico, neuropsicológico, paraclínico y radiológico, en el caso de antecedente de presencia de esquirlas, que permitan comprender profundamente cada caso.

Si bien, la metodología descriptiva seguida y los resultados así obtenidos no permiten afirmar que exista una relación causal directa y específica entre los niveles biológicos documentados para plomo y mercurio, los signos y síntomas encontrados, y las exposiciones referidas; si se pone en evidencia que el conjunto de personas supervivientes de la Masacre de Bojayá explorado paraclínicamente resultó en su totalidad positivo para plomo y mercurio, lo cual se constituye como un riesgo evidente para su salud, cuya fuente de origen y causalidad, en relación con las dolencias que aquejan a la población, deben continuar explorándose, mediante otros estudios con diseños analíticos. En todos los casos, es necesario indicar medidas para evitar que se continúe la exposición a los metales tóxicos evidenciados en la población de supervivientes de la Masacre de Bojayá, y brindar los tratamientos que se requieran, según cada situación.

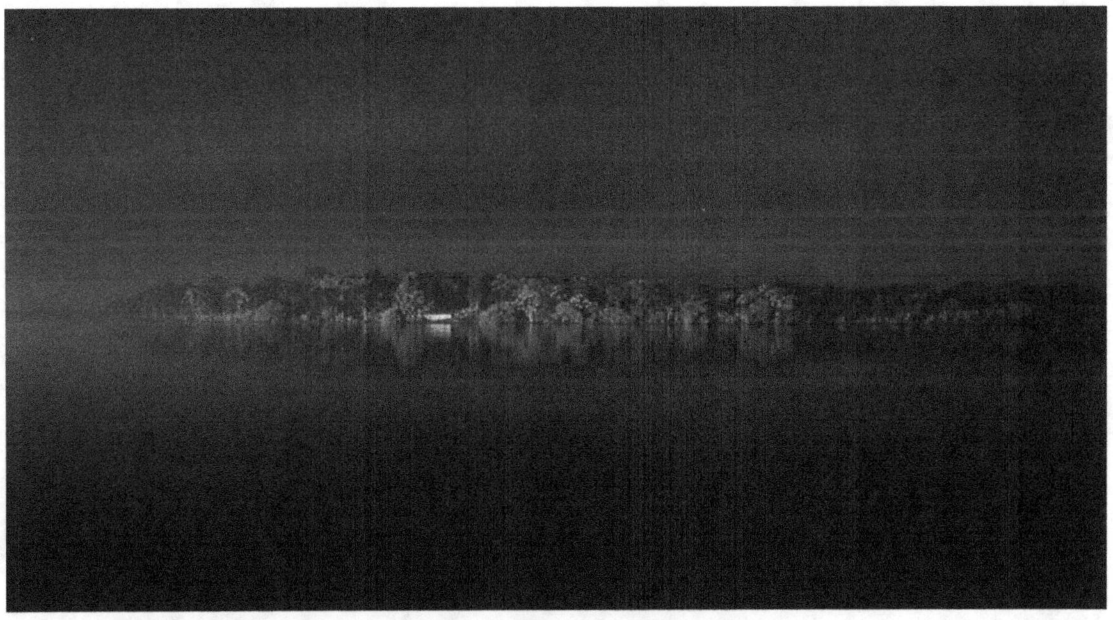

Figura 9. Ribera del río Atrato desde Nueva Bellavista, Bojayá, Chocó
Fuente: cortesía de Germán Piñeros para el proyecto, 2018.

CAPÍTULO 3

HACÍA LA ATENCIÓN INTEGRAL EN SALUD PARA VÍCTIMAS DEL CONFLICTO ARMADO EN COLOMBIA

3.1. MARCO NORMATIVO

Con la aprobación de los artículos 48 y 49 de la Constitución Política Nacional de 1991 del Estado social de derecho colombiano, la salud se convierte en un servicio a cargo del Estado, facilitando la posibilidad de organizarlo en un sistema y generando un referente para la lucha social, en favor del reconocimiento de la salud como derecho (25).

Esa organización del sector, mediante un sistema de salud, se dio a partir de la Ley 100 de 1993, bajo principios como los de universalidad, solidaridad, eficiencia, entre otros, y orientado en dos regímenes: uno subsidiado para los más pobres; y, uno contributivo para los trabajadores que se afilian, según su capacidad de pago.

En ambos, se creó un Plan Obligatorio de Salud (POS), que cubría servicios pensados en la enfermedad, con criterios de costoefectividad y servicios individuales de promoción de la salud y prevención de la enfermedad. Los servicios curativos quedarían en manos de aseguradoras o Empresas Promotoras de Salud (EPS) que harían de intermediaros entre los afiliados, y las instituciones que prestan servicios de salud (IPS), cuyo presupuesto vendría de los pagos de los afiliados y de una prima anual que gira el Estado por cada afiliado, dejando así, en manos del mercado, el que en ese entonces era el servicio de salud (7).

Sin embargo, no pasaría mucho tiempo antes de que se iniciara una serie de luchas justas contra este sistema de salud, dadas las desigualdades y las muertes evitables que generó. Algunas de las acciones colectivas fueron grandes movilizaciones, y otras, las tutelas. Según la Defensoría del Pueblo, se interpone una tutela por salud cada 2.5 minutos, las cuales equivaldrían a una tutela cada 34 segundos en el marco de los 246 días hábiles de un año (26).

Esta última es una herramienta establecida en la Constitución del 91, que ha sido fundamental como forma rápida de presión ante la rama judicial, para lograr la garantía de derechos fundamentales como a la vida y a la salud (25, 27, 28).

Posteriormente, se expiden en 2009 un conjunto de decretos para declarar *emergencia social* en busca de la resolución de problemas de liquidez del sistema de salud (25). En tal contexto, se incrementa el número de acciones colectivas, dando como resultado la declaración de inexequibilidad de esos decretos por parte de la Corte Constitucional (25, 28).

A continuación, el Congreso de la República expide la Ley 1438 de 2011, por medio de la cual se reforma el Sistema de Salud, y priorizando allí la estrategia de la Atención Primaria en Salud (APS), como parte de los compromisos internacionales del país, clave para el logro de los objetivos planteados por la Sentencia T-760/2008. Desde allí, se formula el Plan Decenal de Salud Pública 2012-2021, que introduce en la legislación el enfoque de Determinantes Sociales de la Salud (DSS) para orientar otras políticas de salud. Al momento de la publicación de este texto, se estaba en espera de la reformulación del Plan Decenal para 2022-2031 (29–31).

Al no ser esta la respuesta esperada del gobierno para cumplir la sentencia, se formula una serie de proyectos que, luego de varios debates y una revisión por la Corte Constitucional, permiten expedir la Ley Estatutaria 1751 de 2015, para garantizar, regular y establecer mecanismos de protección del derecho fundamental a la salud (32-35).

En cumplimiento del artículo 20 de esta ley estatutaria, el Ministerio de Salud y Protección Social (MSPS) formula la Política de Atención Integral en Salud (PAIS), que se expide mediante la Resolución 429 de 2016, bajo los lineamientos del Plan Nacional de Desarrollo de su momento (2014-2018) en la Ley 1753 de 2015, con el fin de buscar mejores condiciones de salud para la población y garantizar la promoción, prevención diagnóstico, tratamiento, rehabilitación y paliación. Lo anterior, mediante acciones coordinadas entre diferentes actores (36, 37).

También se formula el Modelo Integral de Atención en Salud (MIAS) en 2016, fundamentado en la atención primaria en salud, con enfoque familiar y comunitario, así como en el cuidado, la gestión integral del riesgo y el enfoque diferencial para territorios y poblaciones (30, 38). Presenta tres bloques integrados e interdependientes, importantes para cumplir sus objetivos, como lo son: la acción intersectorial-transitoria por la salud; la participación social, comunitaria y ciudadana; y, finalmente, lo referente a servicios de salud.

La formulación de las Rutas Integrales de Atención en Salud (RIAS), pretende constituirse como uno de los puntos más significativas de contacto entre la población colombiana y el sistema de salud, incluyendo componentes de educación para la salud, protección específica, evaluación de la salud, detección temprana de alteraciones, diagnóstico, tratamiento, rehabilitación y paliación (38, 39), tal como se promovió en el modelo MIAS (38-41). Las RIAS deben adaptarse a los ámbitos territoriales y a los diferentes grupos poblacionales; además, se definen tres distintos tipos de rutas: rutas de promoción y mantenimiento de la salud, rutas de grupo de riesgo y rutas de eventos específicas de atención (37).

No obstante, desde 2019 entra en vigor el Modelo de Acción Integral Territorial (MAITE), que responde a un mandato del Plan de Desarrollo 2018–2022 adoptado mediante la Ley 1955 de 2019. El MAITE es regulado por la Resolución 2626 de 2019, que modifica el MIAS, dándole más participación a las entidades territoriales en salud (42), pues pretende fundamentarse en las necesidades de salud de cada territorio, y responder mediante la acción articulada y coordinada entre las entidades territoriales y los demás agentes del sistema de salud que estén allí presentes (43).

Por otra parte, el camino de las víctimas hacia su reconocimiento por parte del Estado, y la búsqueda de justicia, verdad, reparación integral y no repetición de los eventos victimizantes sufridos en más de 50 años de conflicto armado, ha sido largo e inconcluso. El reconocimiento del conflicto armado y de sus víctimas no ha nacido propiamente de las instituciones del Estado ni de los gobiernos de turno, aunque han sido determinantes. La movilización y búsqueda de justicia, a través de institucionales colombianas o internacionales, han aportado a la construcción del andamiaje jurídico que tenemos hasta el momento para la garantía de derechos de las víctimas (44).

Ejemplo de ello es el proceso de negociación entre el gobierno y los paramilitares, que dio origen en 2005 a la Ley 975 de Justicia y Paz, en un periodo en el que se negaba la existencia del conflicto armado y que no fue suficiente para responder a las reclamaciones de las víctimas, obligándolas a buscar sus derechos a través de organismos internacionales. Es así como «las víctimas se consolidaron como sujeto político y adquieren con sus acciones un reconocimiento y una voz que no tenían» a través de las más de 10 sentencias que la Corte Interamericana de Derechos Humanos profiere en garantía de sus derechos desde 2004 (44).

Tomó más de cuatro años en el Congreso de la República, un cambio de gobierno que admitiera la existencia de un conflicto armado y multitudinarias marchas como las del 4 de febrero y el 6 de marzo de 2008, para formular y aprobar una ley para las víctimas, no solo de grupos armados al margen de la ley, sino también del Estado: la Ley 1448 de 2011 (45-48). Para acceder a los beneficios de esta ley, es necesario estar inscrito en el Registro Único de Víctimas (49) (ver figura 10).

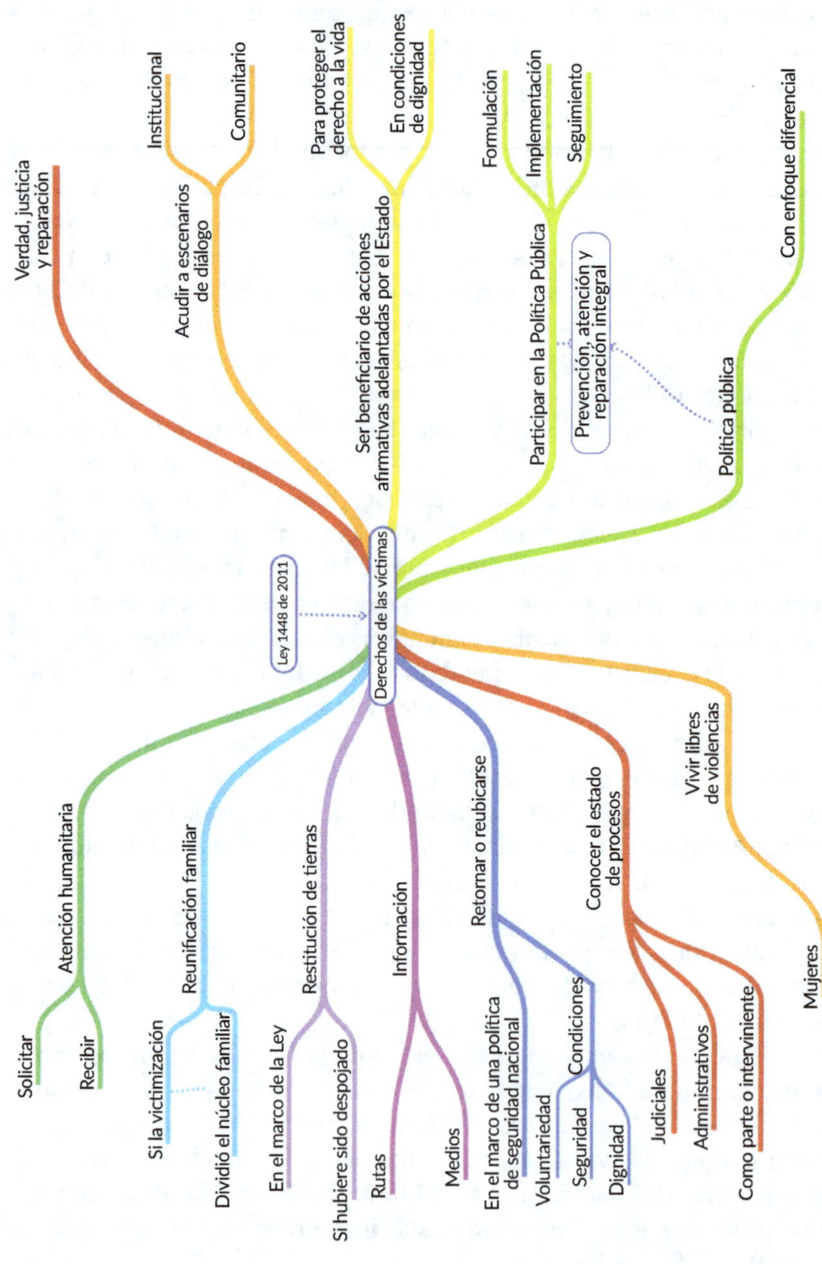

Figura 10. Derechos de las víctimas del conflicto armado en Colombia
Fuente: elaboración propia con base en (29).

Todo lo anterior, recordando la obligatoriedad que se le establece al Estado colombiano respecto a garantizar la salud integral como parte del mecanismo de tránsito a la vida en democracia, bajo principios de participación.

Algunas de las normas más importantes en atención integral en salud a víctimas de AEI y del conflicto armado en Colombia, vigentes para diciembre de 2022, se encuentran compendiadas en la tabla 2.

Tabla 2. Normas nacionales e internacionales sobre atención en salud a víctimas del conflicto armado interno colombiano y de artefactos explosivos improvisados, vigentes a diciembre de 2022

Identificación documento	Título	Descripción
Resolución 217 A (III) del 10 de diciembre de 1948, de la Asamblea General de Naciones Unidas	Declaración Universal de Derechos Humanos	La Organización de las Naciones Unidas (ONU) y Colombia, como Estado Miembro, firmaron y ratificaron desde 1948 la Declaración Universal de los Derechos Humanos (DUDH) como los mínimos ideales que toda nación debería esforzarse por cumplir, entre los que se encuentra: «Todos los seres humanos nacen libres e iguales, tienen derecho a la vida, la libertad y la seguridad, tienen derechos a seguridad social, a trabajo, a un nivel de vida adecuado, a educación, entre otros derechos» (50).
Resolución 2106 A (XX), del 21 de diciembre de 1965 de la Asamblea General de Naciones Unidas	Convención Internacional sobre la Eliminación de todas las Formas de Discriminación Racial	Contiene los principios y acuerdos mínimos de los Estados miembros de la ONU para eliminar toda forma de discriminación racial, prácticas como el colonialismo, la segregación y la discriminación que lo acompañan. Esto para garantizar el pleno disfrute de la DUDH de todos los seres humanos libres e iguales en dignidad y derechos, sin distinción alguna, en particular por motivos de raza, color u origen nacional (51). Colombia firma y ratifica la convención mediante la Ley 22 de 1981 D.O.38070 (52).
Resolución 2200 A (XXI), del 16 de diciembre de 1966 de la Asamblea General de Naciones Unidas	Pacto Internacional de Derechos Civiles y Políticos	Para cumplir con los principios de libertad, justicia y paz en el mundo, proclamados en la Carta de las Naciones Unidas y los Derechos Humanos, los Estados miembros de la ONU se reúnen en 1966 para firmar el Pacto Internacional de Derechos Civiles y Políticos. En este, se amplían los Derechos Humanos y se insta a los Estados y pueblos a crear las condiciones para el cumplimiento y garantía de estos derechos (53). Colombia firma y ratifica el pacto mediante la Ley 74 de 1968 (52).

Identificación documento	Título	Descripción
Resolución 2200 A (XXI), del 16 de diciembre de 1966 de la Asamblea General de Naciones Unidas	Pacto Internacional de Derechos Económicos, Sociales y Culturales	Los Estados miembro de la ONU en 1966 firman el Pacto Internacional de Derechos Económicos, Sociales y Culturales, para crear las condiciones de disfrute de los Derechos Humanos, que se desprenden de la dignidad inherente a la persona humana. Entre los puntos firmados se encuentran: Artículo 11. Los Estados parte en el presente Pacto reconocen el derecho de toda persona a un nivel de vida adecuado para sí y su familia, incluso alimentación, vestido y vivienda adecuados, y a una mejora continua de las condiciones de existencia. Artículo 12. Los Estados parte en el presente Pacto reconocen el derecho de toda persona al disfrute del más alto nivel posible de salud física y mental (54). Colombia firma y ratifica el pacto mediante la Ley 74 de 1968 (52).
Resolución 34/180, del 18 de diciembre de 1979 de la Asamblea General de Naciones Unidas	Convención sobre la Eliminación de todas las Formas de Discriminación contra la Mujer	Esta convención busca avanzar en el disfrute de la DUDH por parte de las mujeres. Se reconoce que, mientras persista la discriminación contra las mujeres, la pobreza y el papel tradicional tanto del hombre como de la mujer en la sociedad y en la familia, no se podrá avanzar hacia el disfrute pleno de la DUDH, el desarrollo de un país, el bienestar del mundo ni la paz. Entre los puntos firmados se encuentran: Artículo 12. 1. Los Estados parte adoptarán todas las medidas apropiadas para eliminar la discriminación contra la mujer en la esfera de la atención médica [...]. Artículo 14. 2. Los Estados parte adoptarán todas las medidas apropiadas para eliminar la discriminación contra la mujer en las zonas rurales [...] (55). Colombia firma y ratifica la convención mediante la Ley 51 de 1981 D.O.35794 (52).
Resolución 39/46, del 10 de diciembre de 1984 de la Asamblea General de Naciones Unidas	Convención contra la tortura y otros tratos o penas crueles, inhumanos o degradantes	Esta convención busca avanzar en la garantía del Artículo 5 de la DUDH, y del Artículo 7 del Pacto Internacional de Derechos Civiles y Políticos, que proclaman que nadie será sometido a tortura ni a tratos o penas crueles, inhumanos o degradantes. En lo relativo a salud refiere: Artículo 14. 1. Todo Estado parte velará por que su legislación garantice a la víctima de un acto de tortura la reparación y el derecho a una indemnización justa y adecuada, incluidos los medios para su rehabilitación lo más completa posible. Colombia firma y ratifica la convención mediante la Ley 70 de 1986 (52).

Identificación documento	Título	Descripción
Resolución 44/25, del 20 de noviembre de 1989 de la Asamblea General de Naciones Unidas	Convención sobre los Derechos del Niño	Esta convención busca avanzar en la protección de la infancia como sujeto que tiene derecho a cuidados y asistencia especiales, para el desarrollo de la familia, la sociedad, el país y el disfrute pleno de la DUDH: Artículo 39. Los Estados parte adoptarán todas las medidas apropiadas para promover la recuperación física y psicológica, y la reintegración social de todo niño víctima de: cualquier forma de abandono, explotación o abuso; tortura u otra forma de tratos o penas crueles, inhumanos o degradantes; o conflictos armados. Esa recuperación y reintegración se llevarán a cabo en un ambiente que fomente la salud, el respeto de sí mismo y la dignidad del niño (56). Colombia firma y ratifica la convención mediante la Ley 12 de 1991 D.O.39.640 y el Decreto 0094 de 1992 (52).
Naciones Unidas, 1992	Convención Internacional para la Protección de Todas las Personas contra las Desapariciones Forzadas	Documento importante en el reconocimiento de esta práctica como un crimen en contra de la humanidad. Describe los elementos y las consecuencias de este delito, discute los derechos que son puestos en riesgo, invita e insta a los Estados a tomar medidas legislativas, administrativas, judiciales o de otra índole para prevenir y terminar con las desapariciones forzadas (57). En Colombia, está ratificada la Convención Interamericana sobre desaparición forzada de personas establecida por la Organización de Estados Americanos (OEA) en Belém do Pará, Brasil en 1994 mediante la Ley 707 de 2001 D.O.44632.
Convención de Ottawa (1997)	Sobre la prohibición del empleo, almacenamiento, producción y transferencia de minas antipersonal y sobre su destrucción	Colombia firmó esta convención el 3 de diciembre de 1997 en Ottawa, capital de Canadá. La ratificó el 6 de septiembre de 2000 y entró en vigor el 1 de marzo de 2001 (58). Además de prohibir el empleo, almacenamiento, producción y transferencia de minas antipersonal y su destrucción en el contexto de la guerra, el tratado es importante por incluir la provisión de asistencia en salud para el cuidado y rehabilitación de las víctimas de minas, su reintegración social y económica, y avanzar hacia un tratado de desarme humanitario (58, 59).

Identificación documento	Título	Descripción
Resolución 60/147 de 2005 de la Organización de Naciones Unidas	Principios y Directrices básicas sobre el derecho de las víctimas de violaciones manifiestas de las Normas Internacionales de Derechos Humanos y de violaciones graves del Derecho Internacional Humanitario a interponer recursos y obtener reparaciones	Frente a las normas, convenios, protocolos, resoluciones y demás documentos firmados por los Estados miembros de la ONU sobre los Derechos Humanos y los límites para los conflictos armados y sus efectos en las víctimas, en 2005 se ratifican los principios y directrices para que los Estados defiendan el derecho de las víctimas a reclamar la reparación, rehabilitación, el acceso a la justicia, la verdad y las garantías de no repetición (60).
Asamblea General de Naciones Unidas, 13 dic 2006	Convención sobre los Derechos de las Personas con Discapacidad	Reconociendo la situación de discriminación y de barreras para el disfrute de la DUDH de las personas con discapacidad, se firma esta convención para instar a los Estados, pueblos y personas a avanzar en generar las condiciones para el pleno goce de los derechos de esta población de especial protección. Por ejemplo: Artículo 10. Derecho a la vida [...] se adoptarán todas las medidas necesarias para garantizar el goce efectivo de ese derecho por las personas con discapacidad en igualdad de condiciones con las demás. Artículo 11. Situaciones de riesgo y emergencias humanitarias: los Estados parte adoptarán [...] todas las medidas posibles para garantizar la seguridad y la protección de las personas con discapacidad en situaciones de riesgo, incluidas situaciones de conflicto armado [...]. Artículo 15. Protección contra la tortura y otros tratos o penas crueles, inhumanos o degradantes [...] promover la recuperación física, cognitiva y psicológica, la rehabilitación y la reintegración social de las personas con discapacidad que sean víctimas de cualquier forma de explotación, violencia o abuso. Artículo 25. Salud [...] las personas con discapacidad tienen derecho a gozar del más alto nivel posible de salud sin discriminación por motivos de discapacidad (61). En Colombia, está ratificada la Convención Interamericana de la OEA de 1991 para la eliminación de todas las formas de discriminación contra las personas con discapacidad, mediante la Ley 762 de 2002 D.O.44.889 y la Convención sobre los Derechos de las personas con discapacidad, mediante la Ley 1346 de 2009.

Identificación documento	Título	Descripción
Convenios de Ginebra de 1949 y sus Protocolos Adicionales	Pilar del Derecho Internacional Humanitario	Conjunto de tratados internacionales con normas para la protección de personas que no participan en las hostilidades, tales como los civiles y los miembros de la misión médica o de organizaciones humanitarias; así como de quienes ya no pueden continuar participando en ellas, por su condición de prisioneros de guerra, heridos, enfermos o náufragos (62). Son la base del Derecho Internacional Humanitario, es decir, las normas que tratan de regular la forma como se dan los conflictos y limitar sus consecuencias. En lo que respecta a las víctimas civiles, se encuentra el Convenio IV para el reconocimiento de su especial necesidad de protección, al no ser parte de los conflictos, pero sí de poder sufrir sus consecuencias. Todos los convenios tienen el artículo en común: se debe tratar con humanidad a todas las personas que no participen en las hostilidades o que caigan en poder del adversario, sin distinción alguna de índole desfavorable. Prohíbe específicamente los atentados contra la vida, las mutilaciones, la toma de rehenes, la tortura, los tratos humillantes, crueles y degradantes, y dispone que deben ofrecerse todas las garantías judiciales, en conflictos internacionales, guerras civiles y conflictos armados internos. Dados los crecientes conflictos posteriores a la firma de los convenios, los Estados miembros de la ONU aprobaron los Protocolos Adicionales, que refuerzan la protección que se confiere a las víctimas de los conflictos internacionales (Protocolo I) y de los conflictos no internacionales (Protocolo II), así como contar con un signo distintivo adicional a la Cruz Roja y a la Media Luna Roja, el Cristal Rojo (Protocolo III) (62). En Colombia, estos convenios están ratificados por la Ley 171 de 1994 (52).

Identificación documento	Título	Descripción
Constitución Política de la República de Colombia de 1991		Carta magna del Estado Social de Derecho colombiano en materia de derechos y deberes para asegurar a los integrantes de esta nación la vida, la convivencia, el trabajo, la justicia, la igualdad, el conocimiento, la libertad y la paz, dentro de un marco jurídico, democrático y participativo. Ratifica los Derechos Humanos como fundamentales, y adiciona otros para garantizar su goce efectivo como, por ejemplo: Artículo 48. La Seguridad Social es un servicio público de carácter obligatorio que se prestará bajo la dirección, coordinación y control del Estado, en sujeción a los principios de eficiencia, universalidad y solidaridad, en los términos que establezca la ley. Artículo 49. La atención de la salud y el saneamiento ambiental son servicios públicos a cargo del Estado. Se garantiza a todas las personas el acceso a los servicios de promoción, protección y recuperación de la salud [...] (63).
Ley 100 de 1993	Por la cual se crea el Sistema de Seguridad Social Integral y se dictan otras disposiciones	Se organizó el sistema de salud bajo principios como los de universalidad, solidaridad, eficiencia, entre otros. Se constituye en dos regímenes: uno subsidiado, para los más pobres; y, uno contributivo, para los trabajadores que se afilian, según su capacidad de pago. En ambos, se creó un Plan Obligatorio de Salud (POS), que cubría servicios pensados en la enfermedad, con criterios de costoefectividad y servicios individuales de promoción de la salud y prevención de la enfermedad. Los servicios curativos quedarían en manos de aseguradoras o Empresas Promotoras de Salud (EPS) que harían de intermediaros entre los afiliados, y las instituciones que prestan servicios de salud (IPS), cuyo presupuesto vendría de los pagos de los afiliados y de una prima anual que gira el Estado por cada afiliado (7).

Identificación documento	Título	Descripción
Ley 70 de 1993	Por la cual se desarrolla el artículo transitorio 55 de la Constitución Política de Colombia: Artículo 55. Se garantiza el derecho de negociación colectiva para regular las relaciones laborales, con las excepciones que señale la ley	Artículo 1. La presente ley tiene por objeto reconocer a las comunidades negras [...] en las zonas rurales ribereñas de los ríos de la Cuenca del Pacífico, de acuerdo con sus prácticas tradicionales de producción, el derecho a la propiedad colectiva [...] Así mismo, tiene como propósito establecer mecanismos para la protección de la identidad cultural y de los derechos de las comunidades negras de Colombia como grupo étnico, y el fomento de su desarrollo económico y social, con el fin de garantizar que estas comunidades obtengan condiciones reales de igualdad de oportunidades frente al resto de la sociedad colombiana. Artículo 41. El Estado apoyará mediante la destinación de los recursos necesarios, los procesos organizativos de las comunidades negras con el fin de recuperar, preservar y desarrollar su identidad cultural (64).
Ley 387 de 1997	Por la cual se adoptan medidas para la prevención del desplazamiento forzado; la atención, protección, consolidación y estabilización socioeconómica de los desplazados internos por la violencia en la República de Colombia	Desde un punto de vista muy asistencialista, propone lo siguiente en el campo de la salud: Artículo 19. De las instituciones. [...] 4. El Sistema General de Seguridad Social en Salud implementará mecanismos expeditos para que la población afectada por el desplazamiento acceda a los servicios de asistencia médica integral, quirúrgica, odontológica, psicológica, hospitalaria y de rehabilitación, de acuerdo con lo establecido en la Ley 100 de 1993 (65).
Decreto 2007 de 2001	Por el cual se reglamentan parcialmente los artículos 7, 17 y 19 de la Ley 387 de 1997, en lo relativo a la oportuna atención a la población rural desplazada por la violencia, en el marco del retorno voluntario a su lugar de origen o de su reasentamiento en otro lugar, y se adoptan medidas tendientes a prevenir esta situación (66)	Se establece el procedimiento para declarar la inminencia del riesgo de desplazamiento y las limitaciones a la enajenación o transferencia a cualquier título de bienes rurales (67).

Identificación documento	Título	Descripción
Ley 759 de 2002	Por medio de la cual se dictan normas para dar cumplimiento a la convención sobre la prohibición del empleo, almacenamiento, producción y transferencia de minas antipersonal y sobre su destrucción, y se fijan disposiciones con el fin de erradicar en Colombia el uso de las minas antipersonal (68)	Dicta los principios, normas y bases para el cumplimiento de la Convención de Ottawa en el territorio nacional.
Sentencia T-098 de 2002	La Corte Constitucional reiteró que la población desplazada tiene derecho a un trato urgente, preferente y diferencial	Se brindó protección de los derechos a un conjunto de personas víctimas de desplazamiento forzado en Quibdó, cuyas pretensiones de acceso a salud y ayudas económicas habían sido desatendidas. Se enfatizó en el deber de aplicar, en favor de las personas desplazadas internas, tanto normativas internas como internacionales, en el marco del bloque de constitucionalidad (69).
Sentencia C-775/03 de la Corte Constitucional	Declarar *exequible* el artículo 21 de la Ley 600 de 2000, por no violar el artículo 29 de la Constitución.	«No es posible lograr la justicia sin la verdad. No es posible llegar a la reparación sin la justicia» Artículo 21, Ley 600 de 2000. Restablecimiento y reparación del derecho. El funcionario judicial deberá adoptar las medidas necesarias para que cesen los efectos creados por la comisión de la conducta punible, las cosas vuelvan al estado anterior y se indemnicen los perjuicios causados por la conducta punible (70).
Sentencia T-025 de 2004 (auto 006 de 2009) de la Corte Constitucional	Atención diferenciada y prioritaria para desplazados y víctimas del conflicto, por ser sujetos de especial protección constitucional	Para definir el *nivel mínimo de satisfacción de los derechos constitucionales de las personas desplazadas*, deberá respetarse el núcleo esencial de los derechos constitucionales fundamentales de estas personas y deberán cumplirse ciertos deberes prestacionales derivados de los derechos reconocidos a nivel internacional y constitucional, para esta población, por parte de las autoridades. Se plantea como imperativo y urgente para las obligaciones estadales, la preservación de las condiciones que permitan vivir con dignidad (67).

Identificación documento	Título	Descripción
Ley 975 de 2005 (Ley de Justicia y Paz)	Por la cual se dictan disposiciones para la reincorporación de miembros de grupos armados organizados al margen de la ley, que contribuyan de manera efectiva a la consecución de la paz nacional y se dictan otras disposiciones para acuerdos humanitarios	«Flexible en materia de castigo y con escaso desarrollo de medidas a favor de los derechos de las víctimas» (44). Contiene un capítulo especial con las disposiciones generales para la reparación de las víctimas (capitulo 9), por ejemplo: Artículo 47. Rehabilitación. Derogado por el artículo 41, Ley 1592 de 2012. La rehabilitación deberá incluir la atención médica y psicológica para las víctimas o sus parientes en primer grado de consanguinidad de conformidad con el presupuesto del Fondo para la Reparación de las Víctimas. Declarado *exequible* por la Corte Constitucional, mediante la Sentencia C-370 de 2006, entendiendo que no excluye como víctima a otros familiares que hubieren sufrido un daño como consecuencia de cualquier otra conducta violatoria de la ley penal cometida por miembros de grupos armados al margen de la ley (71).
Decreto 2150 de 2007	Por el cual se crea un Programa Presidencial en el Departamento Administrativo de la Presidencia de la República (72) Derogado por el Artículo 55 del Decreto 1649 de 2014 Derogado por el Artículo 54 del Decreto 672 de 2017	Se crea el Programa Presidencial para la Acción Integral contra las Minas Antipersonal (PAICMA), dependiente del Departamento Administrativo de la Presidencia de la República, que ha sido modificado en dos ocasiones por los decretos que lo derogan, pero que continúa como responsable de la coordinación y articulación de la Acción Integral contra Minas Antipersonal (AICMA) en Colombia. Entre sus principales funciones se encuentra: asistencia integral a víctimas de minas antipersonal (MAP), municiones sin explotar (MUSE) y artefactos explosivos improvisados (AEI); generar e impulsar alternativas para garantizar la asistencia integral de las víctimas de estos artefactos explosivos, el ejercicio efectivo de sus derechos y su inclusión socioeconómica (73).
Sentencia de Tutela – T-760 de 2008 de la Corte Constitucional	Se reconoce el carácter fundamental del derecho a la salud	Establece que el estándar es el alcance progresivo del nivel más alto de salud, reconociendo diferencias interculturales, así como la garantía del acceso oportuno a servicios de salud eficaces y con calidad (27).

Identificación documento	Título	Descripción
Auto 092 de 2008 de la Corte Constitucional	Adopción de medidas para la protección a mujeres víctimas del desplazamiento forzado por causa del conflicto armado	Este auto estableció 10 riesgos de género secundarios al conflicto armado: 1) actos de violencia sexual perpetrados como parte integral de otras operaciones violentas tales como masacres, tomas, destrucciones de poblados; 2) actos deliberados de violencia sexual cometidos individual y premeditadamente por parte de actores armados; 3) violencia sexual contra mujeres señaladas de tener relaciones familiares o afectivas con miembros o colaboradores de actores armados; 4) violencia sexual contra las mujeres, jóvenes y niñas que son reclutadas por los combatientes, incluyendo violación, reproducción forzada, esclavización sexual, embarazos forzados, abortos forzados; 5) sometimiento de mujeres jóvenes y niñas civiles a violaciones, abusos, y acosos sexuales individuales o colectivos; 6) actos de violencia sexual contra mujeres civiles que quebrantan con comportamiento público o privado los códigos sociales de conductas impuestas; 7) actos de violencia sexual contra mujeres que forman parte de organizaciones sociales, comunitarias o políticas, como lideresas sociales; 8) prostitución forzada y esclavización sexual de mujeres civiles; 9) actos de amenaza de cometer las conductas anteriormente mencionadas (18). La Corte Constitucional, dada la suma gravedad de la vulneración del derecho a la salud de las mujeres desplazadas, insta al Estado a adoptar un programa de promoción de la salud de las mujeres desplazadas (74).
Resolución 4396 de 2008 del Ministerio de Salud y Protección Social	Por la cual se adopta el manual de condiciones técnico–sanitarias de los establecimientos en los que se elaboren y comercialicen dispositivos médicos sobre medida para la salud visual y ocular	Esta resolución es particularmente importante porque contiene las condiciones técnico-sanitarias, buenas prácticas y para la elaboración con calidad de los dispositivos visuales y oculares, en especial las prótesis oculares, implantes orbitarios y otros adminículos protésicos sobre medida, importantes en la atención de víctimas de MAP, MUSE y AEI (75).

Identificación documento	Título	Descripción
Sentencia de Tutela T-045 de 2010 de la Corte Constitucional		Marcó un hito para la garantía de los derechos de las víctimas del conflicto, toda vez que fue el primer pronunciamiento de la Corte sobre el derecho a la salud integral en función de la obligación en cabeza del Estado de brindarles atención psicosocial, psiquiátrica y médica a mujeres víctimas del conflicto armado en El Salado (76). Ordena al Ministerio de la Protección Social diseñar e implementar los protocolos, programas y políticas necesarias de atención en salud que respondan a las necesidades particulares de las víctimas del conflicto armado, sus familias y comunidades, especialmente, en lo referido a la recuperación de los impactos psicosociales, producidos por su exposición a eventos traumáticos desencadenados por la violencia sociopolítica en el país (77).
Sentencia C-063 de 2010 de la Corte Constitucional	A la población indígena desplazada le será reconocida, desde el momento de su inscripción en el Registro Único de Desplazados, la posibilidad de realizar su afiliación inicial al sistema de salud en una EPS-S indígena o en una EPS-S pública de carácter nacional (78)	La Corte ha señalado los derechos fundamentales de los cuales son titulares las comunidades indígenas: el derecho a la subsistencia; el derecho a la integridad étnica, cultural y social, la prohibición de toda forma de desaparición forzada; el derecho a la propiedad colectiva; y, el derecho a participar en las decisiones relativas a la explotación de recursos naturales en sus territorios (9).
Ley 1438 de 2011	Por medio de la cual, se reforma el Sistema General de Seguridad Social en Salud y se dictan otras disposiciones (79)	Mediante esta ley se reforma el Sistema General de Seguridad Social en Salud con la estrategia de la Atención Primaria en Salud como pilar fundamental, y parte de los compromisos internacionales que adquiere el país. Senta las bases para el diseño, planeación e implementación del Plan Decenal de Salud Pública 2012-2021, en el que, además, se introduce en la legislación el enfoque de Determinantes Sociales de la Salud, como orientador de otras políticas de salud, y que se está reformulando en la actualidad (7).

Identificación documento	Título	Descripción
Ley 1448 de 2011	Por la cual se dictan medidas de atención, asistencia y reparación integral a las víctimas del conflicto armado interno y se dictan otras disposiciones (49)	Es el documento que contiene las normas fundamentales para de atención, asistencia y reparación integral a las víctimas del conflicto armado interno. Modifica disposiciones previas y consolida las bases para las políticas, programas, planes y demás relacionados con la población víctima del conflicto armado. La Ley de Víctimas pone más énfasis en la reparación integral, aunque su aplicación ha tenido debilidades (44, 80). En este documento es importante la creación del Programa de Atención Psicosocial y Salud Integral a Víctimas (PAPSIVI). Se reglamenta mediante el Decreto 4800 de 2011 de la Presidencia de la República.
Resolución 848 de 2014 de la Unidad para la Atención y Reparación Integral a las Víctimas	Mediante la cual se establecen lineamientos, criterios y tablas de valoración diferenciales para el hecho victimizante de lesiones personales	Dicta los lineamientos, criterios y tablas para determinar el monto a reconocer como indemnización, por vía administrativa, para el hecho victimizante que produjo lesiones personales. El Registro Único de Víctimas tiene un papel importante en el reconocimiento de este derecho (81). Esta resolución es importante para la indemnización de las víctimas sobrevivientes de MAP, MUSE, AEI y del conflicto armado, en general.
Ley Estatutaria 1751 de 2015	Por medio de la cual, se regula el derecho fundamental a la salud y se dictan otras disposiciones	Garantiza el derecho fundamental a la salud, lo regula, y establece mecanismos para su protección. Esta ley es fundamental, luego de la Sentencia T-760/08, porque permite avanzar hacia el reconocimiento de la salud como derecho fundamental. Ubica a las víctimas de violencia y del conflicto armado como sujetos de especial protección, por lo que, establece que no deben existir restricciones para su atención en salud, la cual debe ser brindada de manera interdisciplinaria e intersectorial, en desarrollo del programa de atención psicosocial y salud integral a las víctimas, establecido por medio del artículo 137 de la Ley 1448 de 2011 (7, 32).

Identificación documento	Título	Descripción
Decreto 056 de 2015	Por el cual se establecen las reglas para el funcionamiento de la Subcuenta del Seguro de Riesgos Catastróficos y Accidentes de Tránsito (ECAT)	Este decreto es particularmente importante para las víctimas de MAP, MUSE y AEI, porque establece los mecanismos para el reconocimiento y pago de los servicios de salud, indemnizaciones y gastos derivados de eventos terroristas o los demás eventos aprobados por el Ministerio de Salud y Protección Social en su calidad de Consejo de Administración del Fosyga, por parte de la Subcuenta ECAT del Fosyga y de las entidades aseguradoras autorizadas para operar el SOAT (82).
Resolución 2968 de 2015	Por la cual se establecen los requisitos sanitarios que deben cumplir los establecimientos ubicados en el territorio nacional que elaboran y adaptan dispositivos médicos sobre medida de tecnología ortopédica externa	Mejorar la respuesta desde las EPS e instituciones encargadas de la elaboración y adaptación de los dispositivos médicos sobre medida de tecnología ortopédica externa para la garantía de la provisión de productos de apoyo con calidad. Este decreto es especialmente importante en víctimas de MAP, MUSE y AEI que por su situación de salud pudieran requerir este tipo de apoyo en su proceso de rehabilitación y reparación (83).
Resolución 0429 de 2016	Por medio de la cual se adopta la Política de Atención Integral en Salud (PAIS)	Busca avanzar hacia las mejores condiciones de salud de la población, mediante la regulación de la intervención de los integrantes sectoriales e intersectoriales responsables de garantizar la atención de la promoción, prevención, diagnóstico, tratamiento, rehabilitación y paliación, en condiciones de accesibilidad, aceptabilidad, oportunidad, continuidad, integralidad y capacidad de resolución. En una acción coordinada entre diferentes actores como las entidades territoriales, las Entidades Administradoras de Planes de Beneficios (EAPB), entre otros (7, 41, 84). Dicta las bases para el marco estratégico y el marco operacional que corresponde al Modelo Integral de Atención en Salud (MIAS) (7, 37, 85). Siendo las Rutas Integrales de Atención en Salud (RIAS) uno de los componentes fundamentales del MIAS, como puerta de entrada de las personas o la población al sistema de salud, que permita avanzar en el cumplimiento de la Ley Estatutaria en Salud 1751 de 2015 (7, 38).

Identificación documento	Título	Descripción
Resolución 3202 de 2016	Rutas Integrales de Atención en Salud (RIAS)	Mediante esta resolución se adopta el manual metodológico para la elaboración e implementación de las RIAS, entre las que se encuentra, por ejemplo: RIAS para población con riesgo o presencia de alteraciones cardiacas, cerebrales, vasculares o metabólicas manifiestas; RIAS para población con riesgo o presencia de enfermedades respiratorias crónicas; RIAS para población con riesgo o presencia de alteraciones nutricionales; RIAS para población con riesgo o presencia de trastornos psicosociales y del comportamiento; entre otros (7, 38).
Resolución 5491 de 2017 del Ministerio de Salud y Protección Social	Por la cual se establecen los requisitos que deben cumplir los dispositivos médicos sobre medida de ayuda auditiva y los establecimientos que fabrican, ensamblan, reparan, dispensan y adaptan dichos dispositivos ubicados en el territorio nacional	Esta resolución es particularmente importante porque contiene las normas y requisitos para la elaboración con buenas prácticas de calidad de los dispositivos de ayuda auditiva, importantes en la atención de víctimas del conflicto armado, víctimas de MAP, MUSE y AEI para la restitución de derechos sin ninguna exclusión, en aras de garantizar a la población el derecho a acceder a estos procedimientos, productos y tecnologías en mención (86).
Circular Externa 004 de 2017 de la Superintendencia Nacional de Salud	Instrucciones respecto a la Ruta Integral de Atención en Salud y Rehabilitación Funcional para las víctimas de minas antipersonal (MAP) y de municiones sin explotar (MUSE)	Dirigida a Entidades Administradoras de Planes de Beneficios (EAPB), Instituciones Prestadoras del Servicio de Salud (IPS) y entidades territoriales para brindar instrucciones respecto a la ruta integral de atención en salud y rehabilitación funcional para las víctimas de MAP y MUSE (87).
Circular Externa 009 de 2017 de la Superintendencia Nacional de Salud	Instrucciones sobre la carnetización y documentación de la situación de discapacidad física, mental, cognitiva, auditiva, visual y múltiple	Acto administrativo referente al certificado de situación de discapacidad física, mental, cognitiva, auditiva, visual o múltiple, y cómo al expedirlo, debe contener: • Diagnóstico clínico relacionado a las *limitaciones* ocasionadas por la discapacidad. • Relacionar este diagnóstico con las CIE (Clasificación Internacional de Enfermedades) vigente.
Resolución 2626 de 2019 del Ministerio de Salud y la Protección Social	Modelo de Acción Integral Territorial (MAITE)	Modifica el MIAS, dándole más participación a las entidades territoriales en salud. «Fundamentada en las necesidades de salud del territorio, que permitan profundizar en dicho proceso, a través de la interacción coordinada de las entidades territoriales con los demás agentes del sistema de salud» (42).

Identificación documento	Título	Descripción
Resolución 2481 de 2020 del Ministerio de Salud y Protección Social	Por la cual se actualizan integralmente los servicios y tecnologías de salud financiados con recursos de la Unidad de Pago por Capitación (UPC)	En esta resolución se actualizan los servicios y tecnologías de salud financiados con recursos de la Unidad de Pago por Capitación (UPC) (88). Para consultar todo lo relacionado con el Plan de Beneficios con cargo a la UPC, o todos aquellos beneficios a los cuales tienen derecho los afiliados al Sistema General de Seguridad Social en Salud en Colombia, el Ministerio de Salud dispone de una página web con todo lo relacionado: https://shorturl.at/MOU19 (89).
Resolución 113 de 2020 del Ministerio de Salud y la Protección Social	Por la cual se dictan disposiciones en relación con la certificación de *discapacidad* y el registro de localización y caracterización de personas con discapacidad	Actualiza lo relacionado con la certificación de *discapacidad* y el registro de localización y caracterización de personas con discapacidad, para acceder a distintos programas del gobierno nacional (90).

3.2. PROGRAMA DE ATENCIÓN PSICOSOCIAL Y SALUD INTEGRAL A VÍCTIMAS (PAPSIVI)

Creado mediante el artículo 137 de la Ley 1448 de 2011 para «atender las secuelas psicológicas que el conflicto ha dejado en las víctimas, [así como] la rehabilitación física» (49), busca acercarse a las víctimas contemplando atención gratuita y adecuada a las necesidades de cada víctima, en un marco interdisciplinario e integral. Además, persigue la recuperación de la seguridad, autonomía y autodeterminación de las víctimas y el control de sus vidas, con base en la acción sin daño y las acciones afirmativas (91).

Por *atención psicosocial* se entiende a los servicios que se articulan para beneficiar la recuperación o atenuación de los daños psicosociales generados a nivel individual, familiar y comunitario como consecuencia de los eventos victimizante en el marco del conflicto armado (91).

El Programa de Atención Psicosocial y Salud Integral a Víctimas (PAPSIVI) trabaja bajo el reconocimiento de especificidades dadas por el de curso de vida: la discapacidad, en virtud de ser mujeres, hombres y personas con identidades de género y orientaciones sexuales no hegemónicas, o pertenecientes a los distintos grupos étnicos que habitan el país (91).

La *víctima* deberá estar incluida en el Registro Único de Víctimas (RUV), para lo cual, la Unidad de Víctimas deberá analizar los casos y generar un Plan de Atención, Asistencia y Reparación Integral a las Víctimas (PAARI), que definirá sus necesidades de atención. Una vez realizado este, el equipo de atención psicosocial del PAPSIVI (profesionales en psicología, trabajo social, ciencias sociales y una persona promotora) se acercará a la comunidad y a la víctima, para entender cómo resultó afectada por el conflicto armado y determinar su capacidad de resiliencia. Una vez identificado esto, realizará el proceso de atención psicosocial sin un número de sesiones predeterminada. Luego de cierto tiempo, se revalorará para determinar si se requiere continuidad o si se puede proceder al cierre del proceso (48, 92).

La *atención integral en salud física*, que es el otro componente del PAPSIVI, es entendida como el conjunto de actividades que se desarrollan para la promoción de la salud, la prevención de la enfermedad, el tratamiento y la rehabilitación de las víctimas del conflicto armado. Estará a cargo también del SGSSS, aunque entendido como un trabajo intersectorial. Las EPS son las responsables y garantes de la atención en salud y las IPS (centros de salud, clínicas y hospitales), las encargadas de brindar los servicios médicos, bien sea de urgencia o de consulta externa (92, 93).

El PAPSIVI, en respuesta a varias solicitudes de los sobrevivientes de Bojayá, estableció una aplicación específica para ese grupo poblacional, considerando:

> Tres líneas de acción así: 1) desde el componente de atención psicosocial del PAPSIVI, continuar con la atención requerida para la población en Bojayá, la cual venía operando desde el año 2014; 2) gestionar los casos prioritarios a través del profesional de salud del equipo psicosocial del departamento de Chocó; y, 3) articular con la E.S.E. Hospital Local Ismael Roldán Valencia de Quibdó, el proyecto mediante el cual se desarrollará una brigada en salud para la atención de la población víctima de Bojayá. (94)

Sin embargo, el PAPSIVI tan solo cuenta dentro de su esquema de atención planificado con:

> Una primera valoración, que consta de exámenes médicos y paraclínicos, y una segunda valoración, para definir la conducta a seguir […] entre las cuatro especialidades contempladas por el proyecto PAPSIVI para esta población: otorrinolaringología, oftalmología, fisiatría y dermatología, [y, en pocas ocasiones,] psicología, psiquiatría, medicina general; [además,] relata que en el Ministerio de Salud no se definieron cosas para el proyecto PAPSIVI Bojayá relativas a: dinero para medicamentos, transporte de personas, atención de personas que no viven en Quibdó o Bellavista. Se presentaron dificultades adicionales, pues el Ministerio de Salud no hizo un acuerdo de voluntades con las EPS para que acogieran las remisiones resultantes de las valoraciones de PAPSIVI, ya que normalmente no están obligados a atender remisiones desde profesionales externos a su red de servicios. (95)

Según informes del MSPS y del PAPSIVI, a partir de una actividad extramural realizada del 27 de febrero al 3 de marzo de 2017, donde fueron atendidas 96 personas en Bellavista, Quibdó y en Medellín, todas sobrevivientes de la masacre, el malestar físico más expresado fue la presencia de esquirlas en diferentes partes del cuerpo, entre otros síntomas que han interferido en su desempeño y en la participación. Algunos de estos manifiestan no haber culminado sus estudios, mientras que otros indican tener dificultades para estudiar y algunos para trabajar (94).

Existen en Colombia algunos avances importantes en la legislación para la atención integral de víctimas de AEI, tales como la creación en 2001 del Programa de Prevención de Accidentes y Atención a las Víctimas por Minas Antipersonal, el cual funcionaba en sus inicios más como un observatorio para departamentos como Antioquia, Bolívar y Santander (96), aunque, luego de la intensificación del conflicto en 2002, debió ampliarse a nivel nacional, hasta que en 2007 pasó a ser el Programa Presidencial para la Acción Integral Contra Minas Antipersonal (PAICMA) cuyos ejes fueron la educación en el riesgo de minas, la asistencia integral a las víctimas y el desminado humanitario (97). Por otra parte, en la Sentencia T-025 de 2004 (Auto 006 de 2009) de la Corte Constitucional, se señala al Estado la necesidad de construir una «atención diferenciada y prioritaria para desplazados y víctimas del conflicto en condición de discapacidad, por ser sujetos de especial protección constitucional» (98).

Pero es hasta 2011, cuando se establece la Ruta Integral de Atención en Salud para Víctimas de MAP y MUSE, en cumplimiento de la Ley de Víctimas (Ley 1448 de 2011), mediante el Decreto 4800 de 2011, la Resolución 848 de 2014 y el Decreto 056 de 2015 (98). Para recibir atención en salud a través de esta RIAS y de Rehabilitación Funcional (RF) se debe estar incluido en el Registro Único de Víctimas (RUV) y al SGSSS en alguno de sus regímenes.

En la ruta se privilegia la atención prehospitalaria, de urgencias, hospitalaria y ambulatoria, para las víctimas de AEI, aunque la rehabilitación funcional y la inclusión social, las últimas dos etapas de la RIAS, son el paso donde más se demandan servicios de salud. El acceso a los servicios en estas últimas dos etapas requiere la autorización por parte de la Empresa Administradora de Planes de Beneficios (EAPB, conocidas anteriormente como EPS) a través de una orden médica de valoración, para que un equipo interdisciplinario realice una evaluación inicial de necesidades y expectativas, defina la mejor intervención con miras a optimizar la independencia y autonomía en las actividades de la vida diaria para cada caso particular, evalúe el proceso, y genere los certificados de discapacidad necesarios para continuar con las rutas de la indemnización (99). Dadas las barreras para el acceso a estos servicios de salud, las tutelas y los múltiples reclamos de las víctimas por una reparación integral, la Superintendencia de Salud emitió en 2017 la Circular Externa 04, en la que recuerda a las EAPB, IPS y entes territoriales que la inobservancia o incumplimiento de esta ruta de atención en salud puede generar sanciones (100).

A pesar de todo el desarrollo legislativo que hay, aún existen víctimas sobrevivientes de la Masacre de Bojayá que tienen necesidades en salud insatisfechas, entre ellas, esquirlas en su cuerpo que les generan molestias físicas y preocupación, y para quienes no es muy claro cómo se garantizarán sus derechos en la Ruta Integral de Atención en Salud para Víctimas de MAP y MUSE, el PAPSIVI, o cualquier otra RIAS del SGSSS, si no presentan un evento agudo en el momento o ingresan por el servicio de urgencias.

Esta es una deuda pendiente del Estado para la reparación integral de esas víctimas, pues pese a la obligatoriedad de reparación integral y de atención en salud integral, que involucra dimensiones individuales, familiares y colectivas, el Estado colombiano aún no repara integralmente a las víctimas de Bojayá.

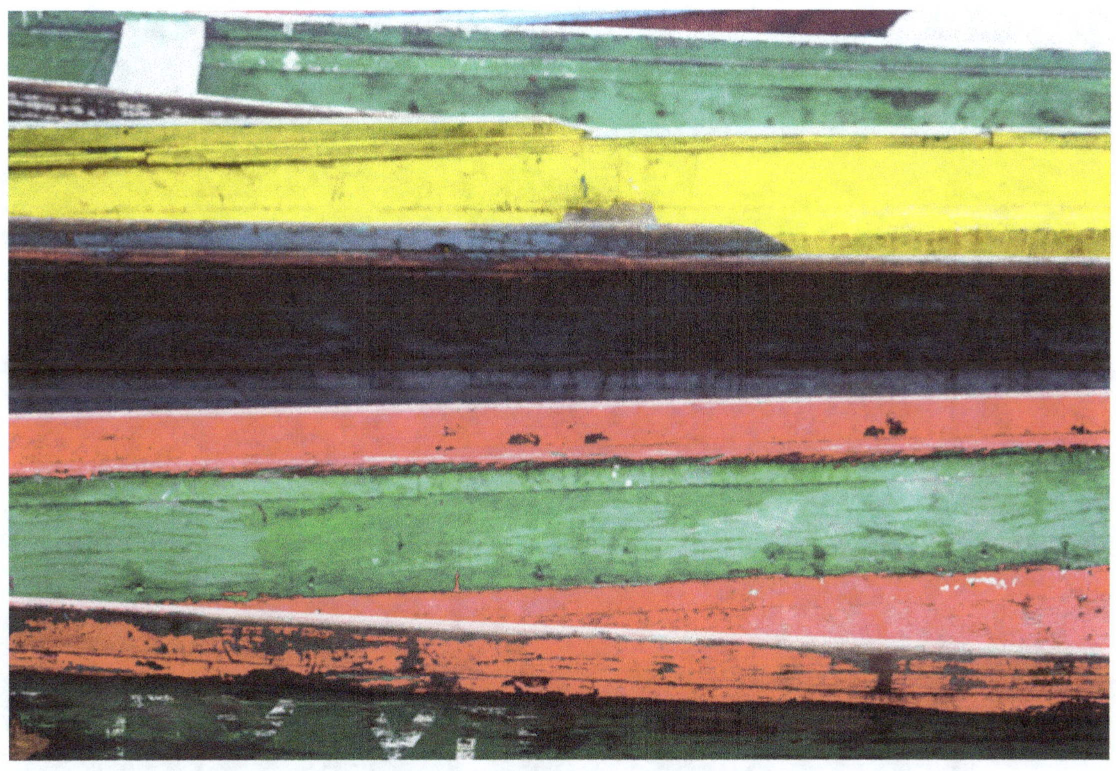

Figura 11. Detalle de embarcaciones sobre el Río Atrato. Quibdó, Chocó
Fuente: cortesía de Germán Piñeros para el proyecto, 2018.

CAPÍTULO 4

APORTES EN LA CONSTRUCCIÓN DE RUTAS INTEGRALES DE ATENCIÓN EN SALUD PARA SOBREVIVIENTES DE LA MASACRE DE BOJAYÁ

Las Rutas Integrales de Atención en Salud (RIAS) individual, familiar y colectiva que pueden ser implementadas por las Entidades Administradoras de Planes de Beneficios (EAPB) o entidades territoriales (39), para los sobrevivientes de la explosión del AEI en Bellavista, deben partir de un análisis completo de la situación en salud de las víctimas. Con base en el análisis presentado en los capítulos iniciales de este texto, es posible proponer un diseño para las RIAS correspondientes a algunos de los diagnósticos más prevalentes (ver figuras 17-31) (7).

Es necesario puntualizar que no se trata de un ejercicio concluido de formulación de RIAS, puesto que ello conllevaría un proceso de participación comunitaria para la construcción de las rutas que no fue llevado a cabo. En relación con lo anterior, lo propuesto no ha contemplado aún todos aquellos elementos relativos a prácticas ancestrales en salud y otros elementos acordes con la comprensión en salud de las poblaciones negras, que en una versión definitiva de las rutas a operar con tales grupos humanos deben haber sido consensuados e incluidos. Adicionalmente, deberán contemplarse aspectos individuales, pero también familiares y colectivos, aún por construir de manera participativa, en aspectos de promoción, prevención, atención y rehabilitación, de modo que se reconozca a las víctimas como sujetos políticos. Lo presentado se constituye como una base que deberá complementarse mediante la participación comunitaria en los puntos antes señalados, entre otros.

Recordemos que, para el momento de realización del diagnóstico en salud que aquí se comenta, las RIAS se conciben como puerta de entrada mediadora entre las personas y el SGSSS, tienen el propósito de garantizar la atención integral en salud (valoración, detección temprana, protección específica, diagnóstico, tratamiento, rehabilitación, paliación y educación para la salud) de quienes la transitan; deben estar comprometidas con la calidad, eficacia, eficiencia y equidad en todo el continuo de la atención, para aumentar la satisfacción de los usuarios y la optimización de los recursos del sistema de salud (7, 39).

La atención a la salud mental es una de las dimensiones más importantes del PAPSIVI, por el reconocimiento del impacto que la violencia y el conflicto armado producen en los ámbitos mental y psicosocial, pero no es la única función de ese programa, tal como se revisó en un apartado previo, otras acciones de promoción, prevención, atención y rehabilitación en salud física, mental y psicosocial han de ser movilizadas desde allí. Sin embargo, aunque se ha implementado un PAPSIVI específico para Bojayá, por lo menos el 80 % aún persisten con síntomas y diagnósticos en salud mental y física, y es generalizado que los sobrevivientes relaten ausencia o dificultades para recibir atención y seguimiento para sus síntomas y diagnósticos (7). Según un informe del PAPSIVI para Bojayá, este realiza dos valoraciones: la inicial consiste en un examen médico clínico y solicitud de paraclínicos, mientras que en la segunda se define la conducta a seguir con base en los resultados anteriores (95).

Recordemos que, para solicitar el acompañamiento del PAPSIVI, los sobrevivientes deben estar inscritos en el RUV, el cual deberá, además, analizar si la persona se encuentra afiliada o no al SGSSS y garantizar la vinculación a alguna EAPB (ver figura 12).

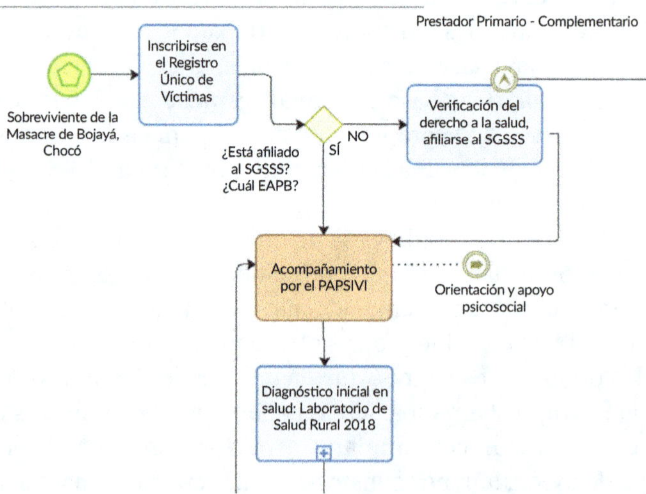

Figura 12. Etapa inicial de la Ruta Integral de Atención en Salud (RIAS) para sobrevivientes de la Masacre de Bojayá con diagnóstico de alteración en la salud mental
Fuente: elaboración con base en (7).

Una vez realizado el proceso anterior, se efectuará una valoración integral por el equipo multidisciplinar del PAPSIVI y, en caso de identificar síntomas o signos de alteraciones en salud mental, se diseñará un plan de atención, asistencia y reparación integral en salud individualizado.

Si presenta signos de alarma se remitirá para valoración y seguimiento por la especialidad clínica de psiquiatría que, de acuerdo con la *Guía de práctica clínica*, protocolo o mejor evidencia científica disponible definirá el tratamiento, rehabilitación, y/o paliación. Y en caso de no tener signos de alarma, se realizará seguimiento por psicología para psicoterapia y acompañamiento del equipo multidisciplinar hasta el cierre del caso (ver figura 13) (7).

Si presenta alteraciones o necesidades de atención para su salud física, se deberá direccionar para que reciba los servicios que necesite a través del SGSSS, donde las EPS son las responsables y garantes de la atención en salud, y las IPS deben brindar los servicios médicos de consulta externa o urgencias (92, 93).

Cada EAPB deberá caracterizar a la población víctima del conflicto armado que se encuentre afiliada, conformar grupos para la gestión de riesgo en salud y planear la atención, según esos grupos de riesgo, identificando la red de prestadores o ampliando su red al contratar a las IPS necesarias, de forma que, en todo el proceso se priorice a las víctimas, buscando eliminar barreras de acceso y garantizar la atención en salud requerida. Además, deberá articularse con otros sectores, entre esos con las entidades territoriales en salud (Secretaría de Salud de Chocó, en el caso de Bojayá) que tendrá que formular un plan territorial de salud, a partir del análisis de situación en salud, para ejecutar acciones sectoriales en el marco del PAPSIVI y la RIAS que corresponda, contribuyendo a la construcción de estrategias de *no repetición* en el marco de la Ley 1448 de 2011 y el *Acuerdo para la terminación del conflicto, y la construcción de una paz estable y duradera* (7).

Recordemos que las comunidades afrodescendientes entienden la relación salud-enfermedad en su relación con la naturaleza. De modo que la mente, el cuerpo, el espíritu y la naturaleza abarcan una sola dimensión. No se conciben separaciones entre cuerpo y mente, entre el ser humano y la naturaleza, o entre el mudo de los muertos y de los vivos, como en cambio sí ocurre desde las cosmovisiones que sostienen al sistema médico biomédico (7, 15, 101, 102). Por ello, para lograr una reparación transformadora en las víctimas afrocolombianas, habría que brindar los servicios y programas del SGSSS, incluyendo al PAPSIVI y otros, pero trascendiéndolos mediante estrategias adicionales que se compaginen con las cosmovisiones propias de los afrodescendientes (103).

Teniendo en cuenta lo anterior, en el caso de los supervivientes de Bojayá se hace necesario un posicionamiento propositivo desde el ente territorial a cargo, que es la Secretaría de Salud del Chocó. El ente territorial es quien podrá formular planes participativos territoriales de salud adaptados a los contextos, necesidades y realidades de la población a la que va dirigida y, en este caso, podrá vincular y trabajar en conjunto con las redes de apoyo comunitario de Bojayá y las organizaciones sociales. Algunos diagnósticos de situación de salud, como el que se presenta en este texto, pueden hacer parte de los insumos que apoyen su labor. El horizonte de largo plazo debería permitir la construcción participativa de respuestas en salud que sean sustentables, a la vez que efectivas, ante el panorama de necesidades trazado, y que den un lugar a la medicina propia como parte de las oportunidades sanadoras de los sobrevivientes (7, 21) (ver figura 14).

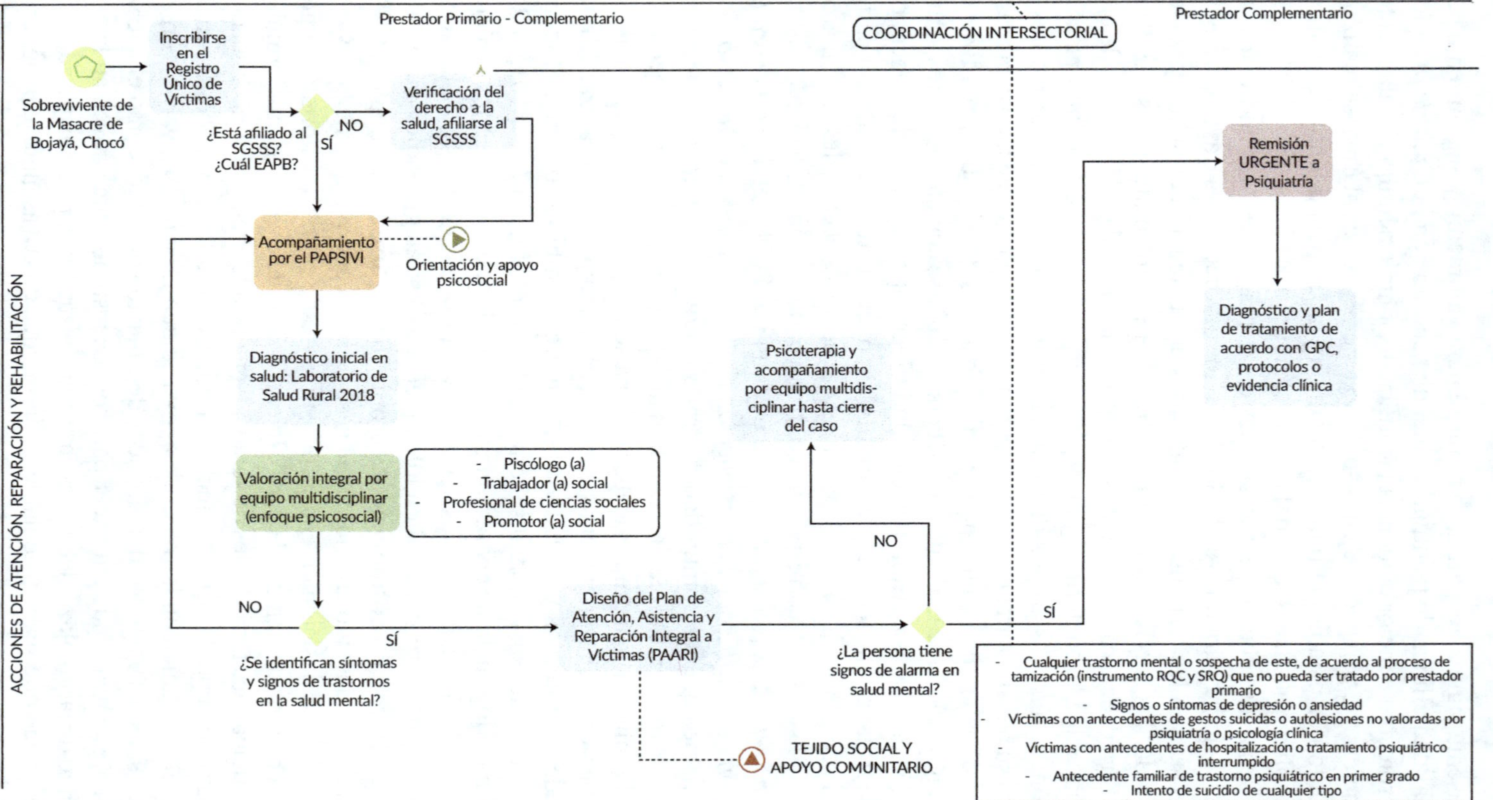

Figura 13. RIAS para sobrevivientes de la Masacre de Bojayá con diagnóstico de alteración en la salud mental dentro de los prestadores primarios y complementarios

Fuente: elaboración con base en (7).

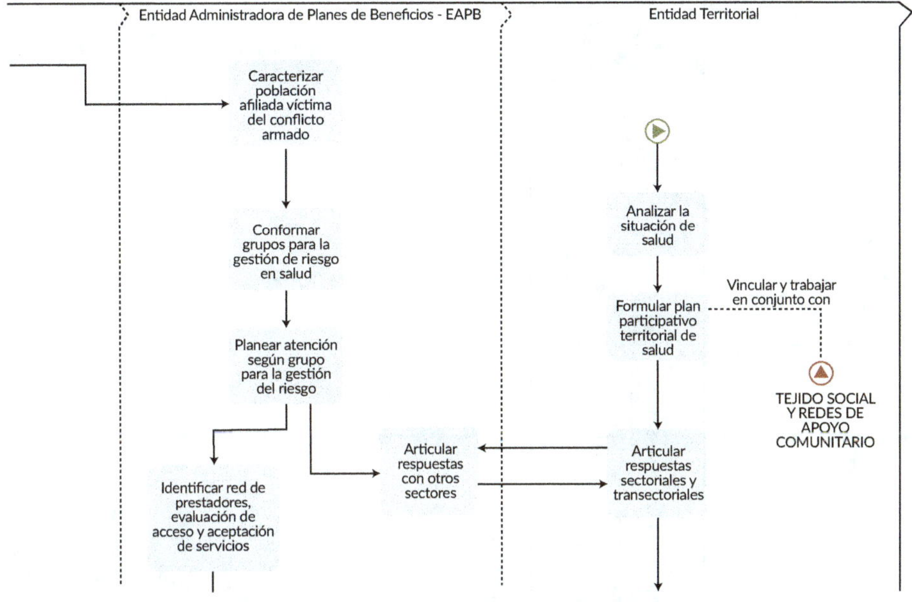

Figura 14. Participación de la entidad territorial en salud en las RIAS
Fuente: elaboración propia con base en (7).

Además, se propone a los entes territoriales la coordinación de acciones que busquen fomentar y alcanzar la reparación integral en salud, así como promover estrategias para la no repetición de los hechos, teniendo en cuenta que la violencia es un problema de salud pública. Es necesaria la articulación del ente territorial con las EAPB para el cumplimiento de las RIAS. En este caso, las EAPB no solo deberán ajustar las RIAS a su contexto, sino que también deberán priorizar a las víctimas del conflicto armado en su tránsito por estas, eliminando barreras de acceso al SGSS, garantizando el acceso a las consultas médicas generales y de especialistas, a las imágenes, laboratorios y demás ayudas diagnósticas, al tratamiento quirúrgico, a los profesionales y los elementos biomédicos tecnológicos de apoyo para rehabilitación y demás, que sean necesarios en el proceso de atención y reparación integral a las víctimas, y desarrollando actividades de sensibilización a grupos poblacionales con factores de riesgo (7) (ver figura 15).

Por su parte, el PAPSIVI será mediador entre las rutas y el SGSSS. Deberá verificar si la víctima está asegurada y, en caso contrario, gestionar la afiliación y realizar un acompañamiento a lo largo de la RIAS, aun cuando la atención especializada esté a cargo de la EAPB. Una vez reconocido el diagnóstico, ha de activar la RIAS en la EAPB correspondiente para garantizar, al final, una reparación en salud efectiva y contextualizada según las necesidades de la población (7) (ver figura 16).

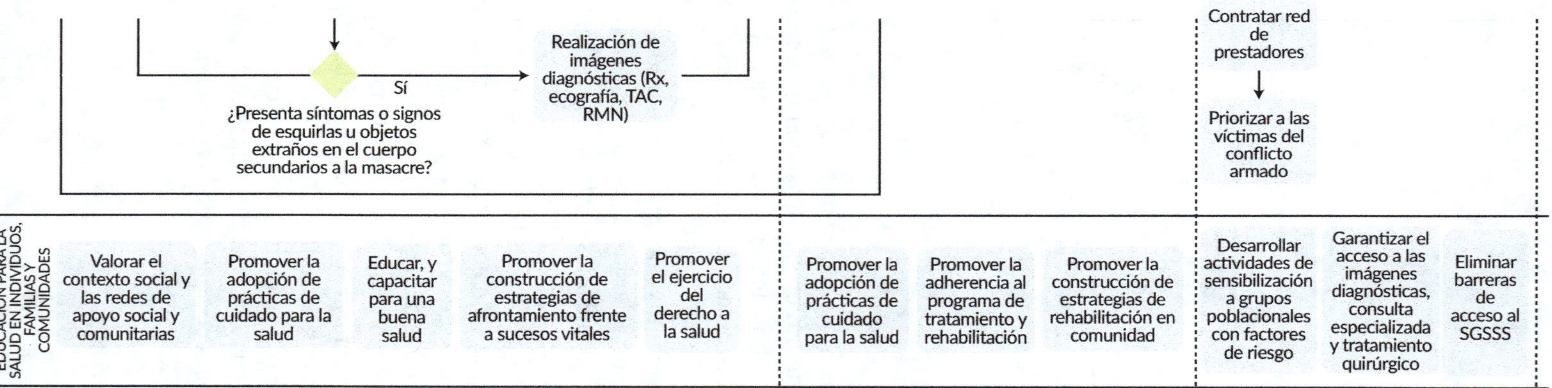

Figura 15. Participación de la Entidad Administradora del Plan de Beneficios y la entidad territorial en salud en las RIAS

Fuente: elaboración con base en (7).

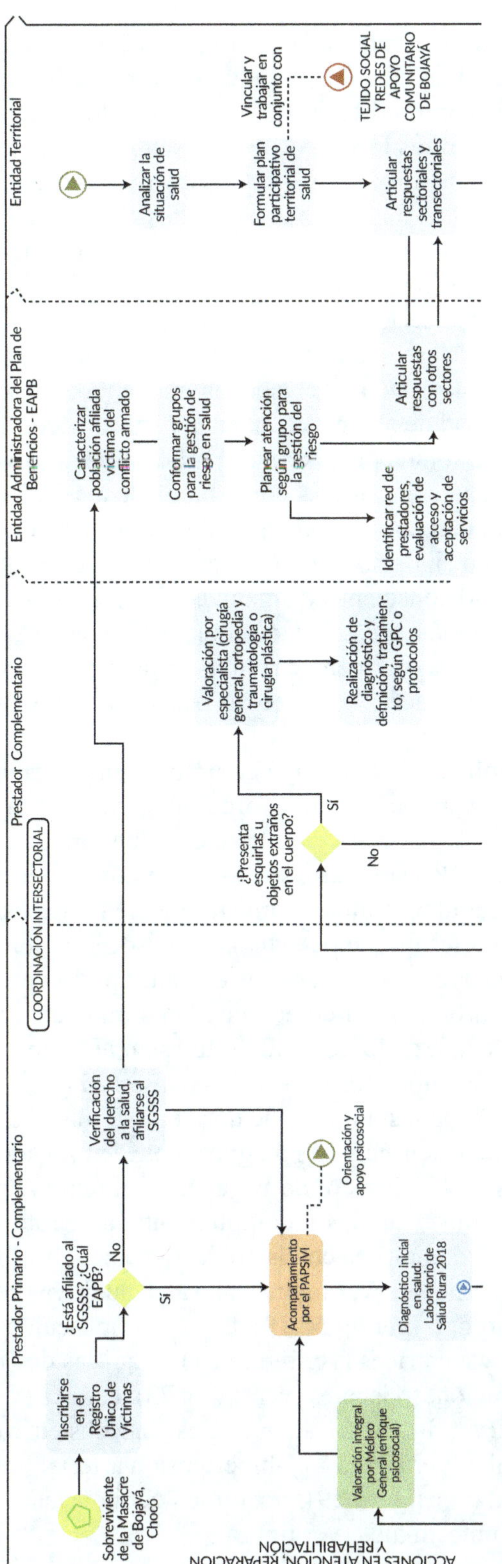

Figura 16. Participación PAPSIVI en las RIAS
Fuente: elaboración con base en (7).

Pero es cada comunidad, en este caso, la comunidad de Bojayá, Chocó, la que, a través de su tejido y sus organizaciones sociales, debe tener el protagonismo en las RIAS. Vincularse y trabajar en conjunto es una prioridad para los actores del SGSSS, reconociendo, además, esas otras formas de existir, sentir y sanar, los conocimientos propios en salud con sus terapéuticas y otras expresiones de las medicinas ancestrales, las cuales pueden, incluso, reducir costos al interior del SGSSS y garantizar una real reparación en salud, mientras promueven protagonismo en la comunidad en aras de su propia rehabilitación.

Así, por ejemplo, en el equipo técnico del PAPSIVI se deberá integrar una persona líder o promotora social, a través de quien se podrá articular mejor con un sanador o sanadora ancestral que previamente haya sido vinculado laboralmente con esos fines al programa y quien, en su calidad de actor de confianza para las víctimas que se acercan al PAPSIVI en busca de soluciones, permitirá articular las formas propias de sanar de la población con aquellas usadas por la biomedicina (7, 24).

Finalmente, el goce efectivo del derecho fundamental a la salud sea como víctimas del conflicto armado o como ciudadanos colombianos, es el propósito de todos los actores del SGSSS. Un uso consciente y organizado de los recursos tanto económicos como de talento humano en salud, de equipos biomédicos, y demás, evita que la atención en salud sea fragmentada como hasta el momento, y que, a las lesiones y secuelas de la masacre, se sumen las ocasionadas por las fallas estructurales del sistema (94).

El PAPSIVI organizado para la población de Bojayá contó de forma permanente con solo 4 especialidades: otorrinolaringología, oftalmología, fisiatría y dermatología. Sin embargo, como hemos visto, con base en el panorama de salud evidenciado en otras secciones de este texto, se requieren muchas otras especialidades y profesionales en salud para atender integralmente las necesidades planteadas, además de los aportes que se puedan hacer desde sabedores y sabedoras locales en salud. Tales recursos necesarios en salud podrían ser gestionados a través de las EAPB, partiendo del derecho de la comunidad a la atención y reparación integral en salud, dado que, para ello están afiliados al sistema y para eso son los recursos económicos destinados al SGSSS (7).

A continuación, presentamos la propuesta inicial de una serie de RIAS diseñadas para la atención de algunos de los principales diagnósticos identificados en la población de sobrevivientes de la Masacre de Bojayá, en el marco del actual del SGSSS, que deberán ser consensuadas y complementadas a futuro mediante ejercicios de participación comunitaria con la población objetivo y los actores en salud involucrados: salud mental (ver figura 17), salud auditiva (ver figura 18), alteraciones del peso corporal (ver figura 19), trastornos musculoesqueléticos (ver figura 20), heridas y cicatrices (ver figura 21), esquirlas de AEI interiorizadas (ver figura 22), alteraciones visuales (ver figura 23), cefalea (ver figura 24), trastornos neurológicos (ver figura 25), alteraciones ginecobstétricas (ver figura 26), infecciones en la piel (ver figura 27), hipertensión arterial (ver figura 28), diabetes *mellitus* tipo 2 (ver figura 29), trastornos genitourinarios (ver figura 30), y trastornos gastrointestinales (ver figura 31).

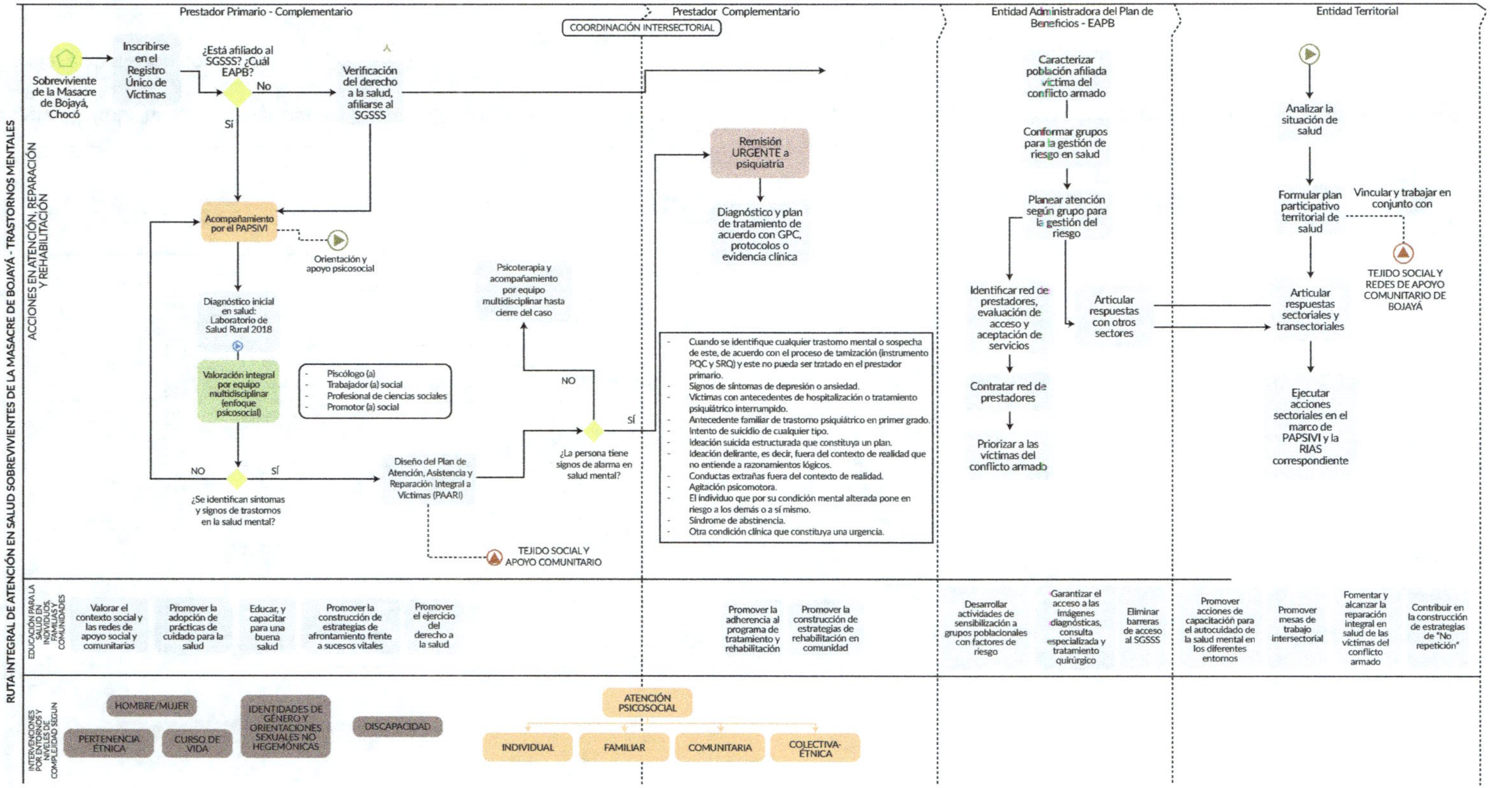

Figura 17. Ruta Integral de Atención en Salud (RIAS) para la salud mental, en el marco de la reparación integral en salud de víctimas del conflicto armado (sobrevivientes de Bojayá)

Fuente: elaboración con base en (7, 39, 91, 99, 104).

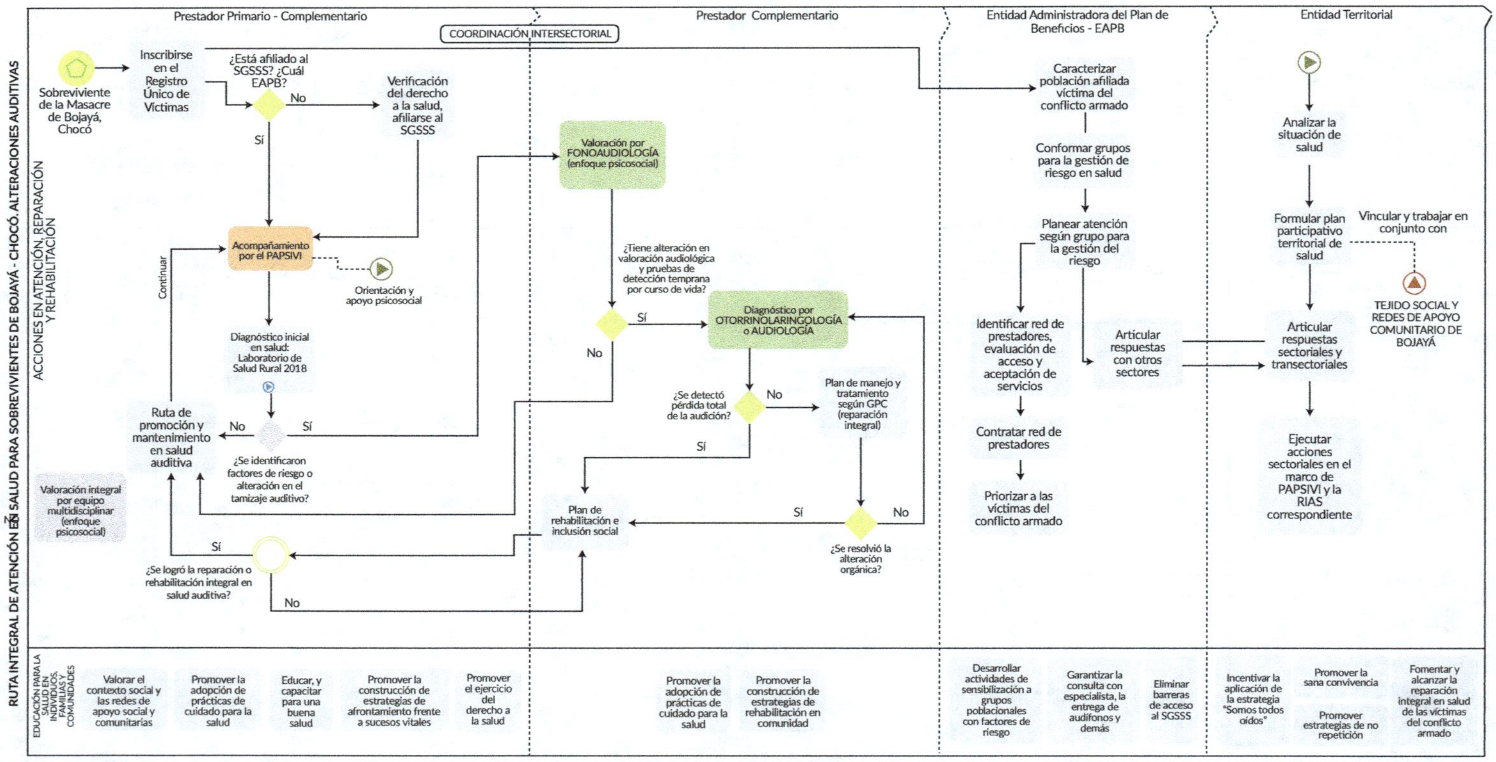

Figura 18. Ruta Integral de Atención en Salud (RIAS) para la salud auditiva, en el marco de la reparación integral en salud de víctimas del conflicto armado (sobrevivientes de Bojayá)

Fuente: elaboración con base en (7, 86).

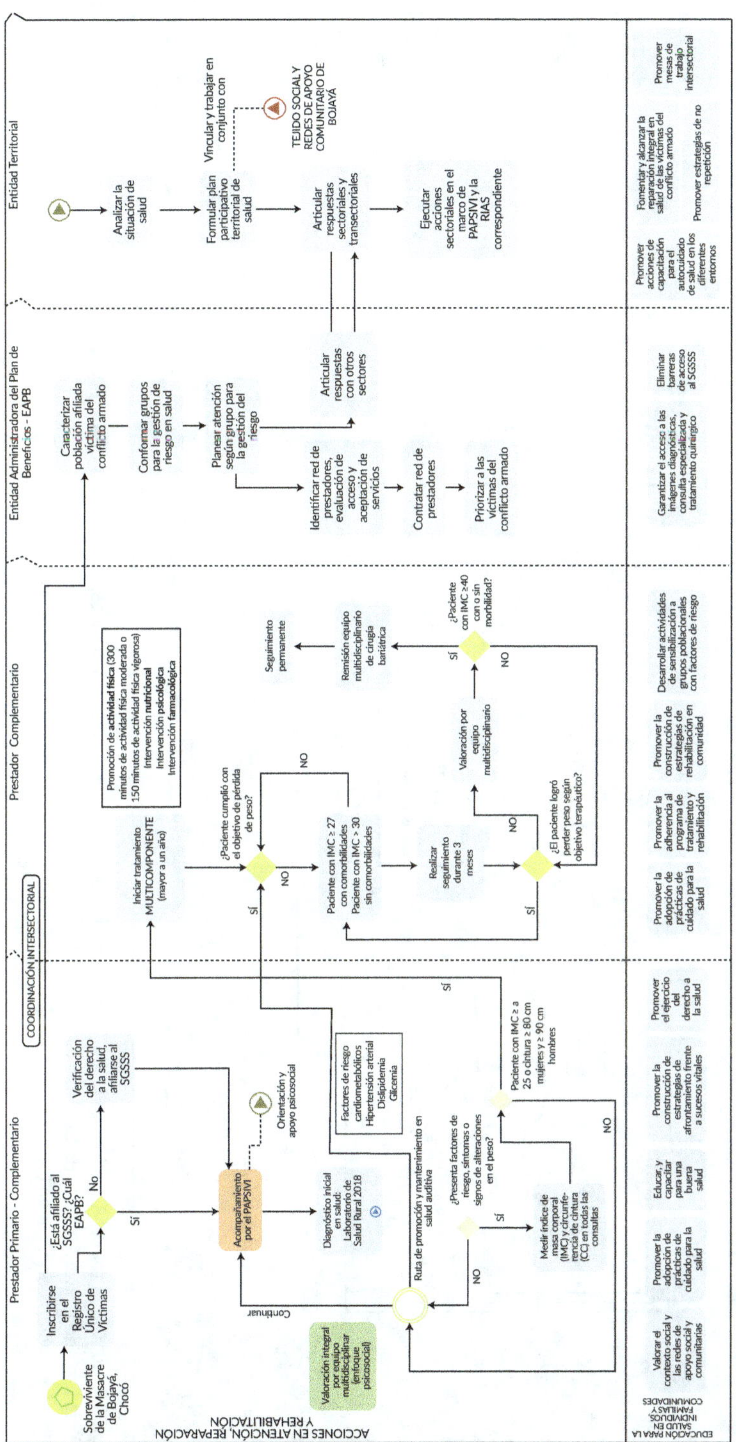

Figura 19. Ruta Integral de Atención en Salud (RIAS) para las alteraciones de peso corporal, en el marco de la reparación integral en salud de víctimas del conflicto armado (sobrevivientes de Bojayá)

Fuente: elaboración con base en (7).

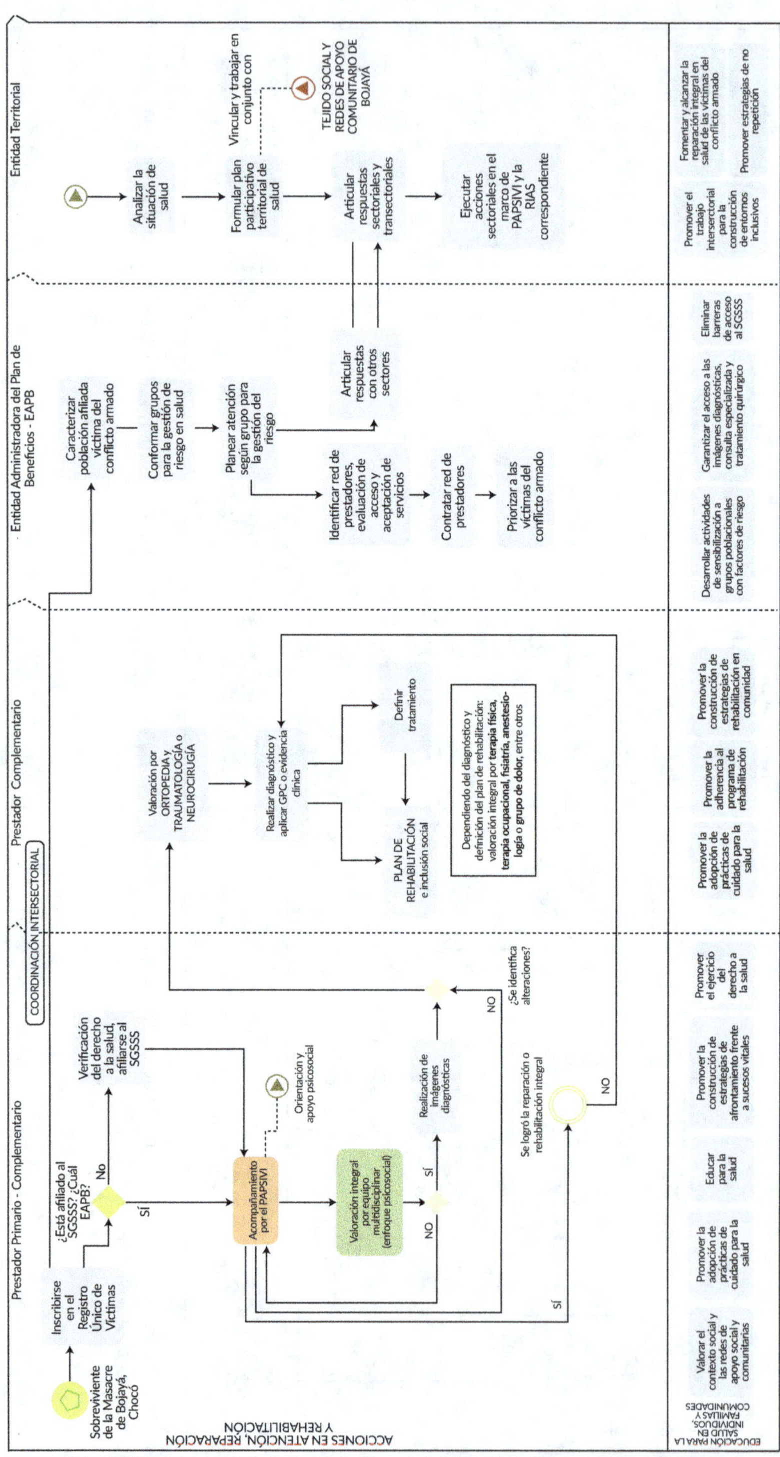

Figura 20. Ruta Integral de Atención en Salud (RIAS) para los trastornos musculoesqueléticos, en el marco de la reparación integral en salud de víctimas del conflicto armado (sobrevivientes de Bojayá)

Fuente: elaboración con base en (7).

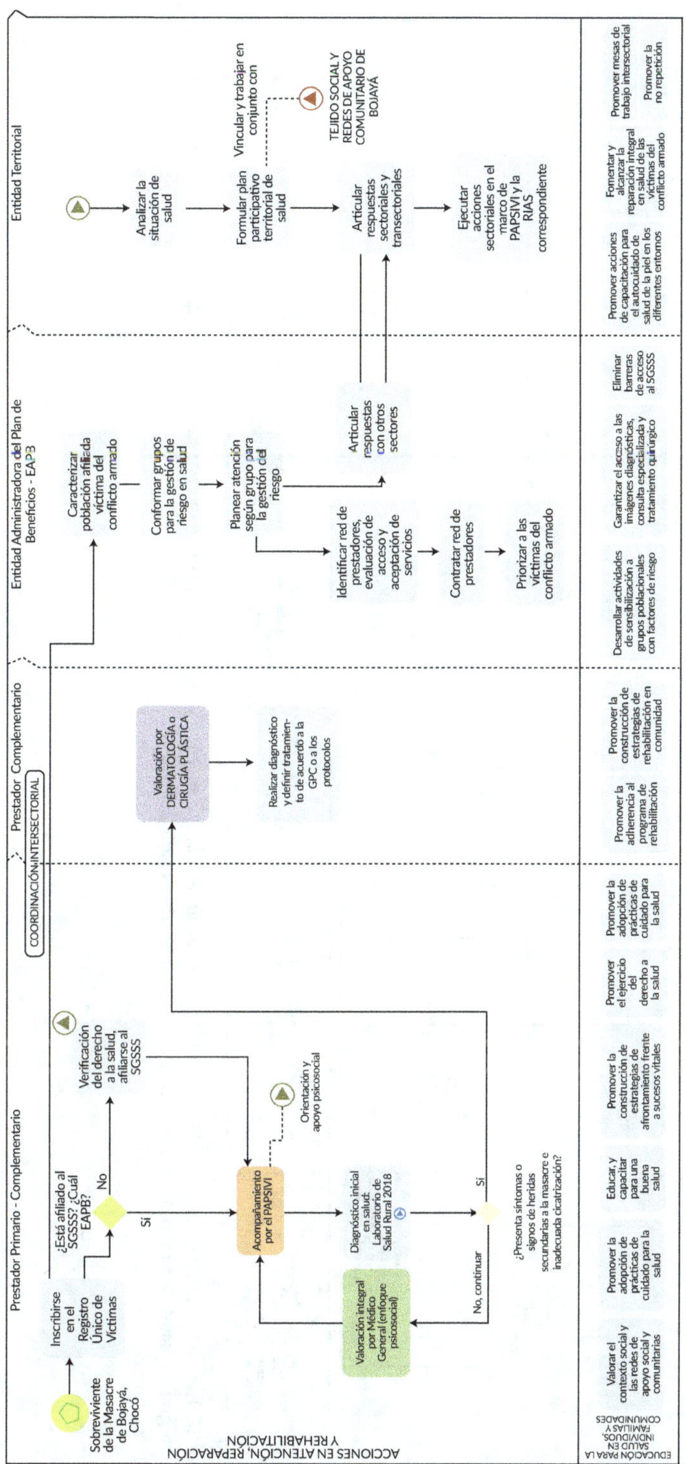

Figura 21. Ruta Integral de Atención en Salud (RIAS) para las heridas y cicatrices, en el marco de la reparación integral en salud de víctimas del conflicto armado (sobrevivientes de Bojayá)

Fuente: elaboración con base en (7).

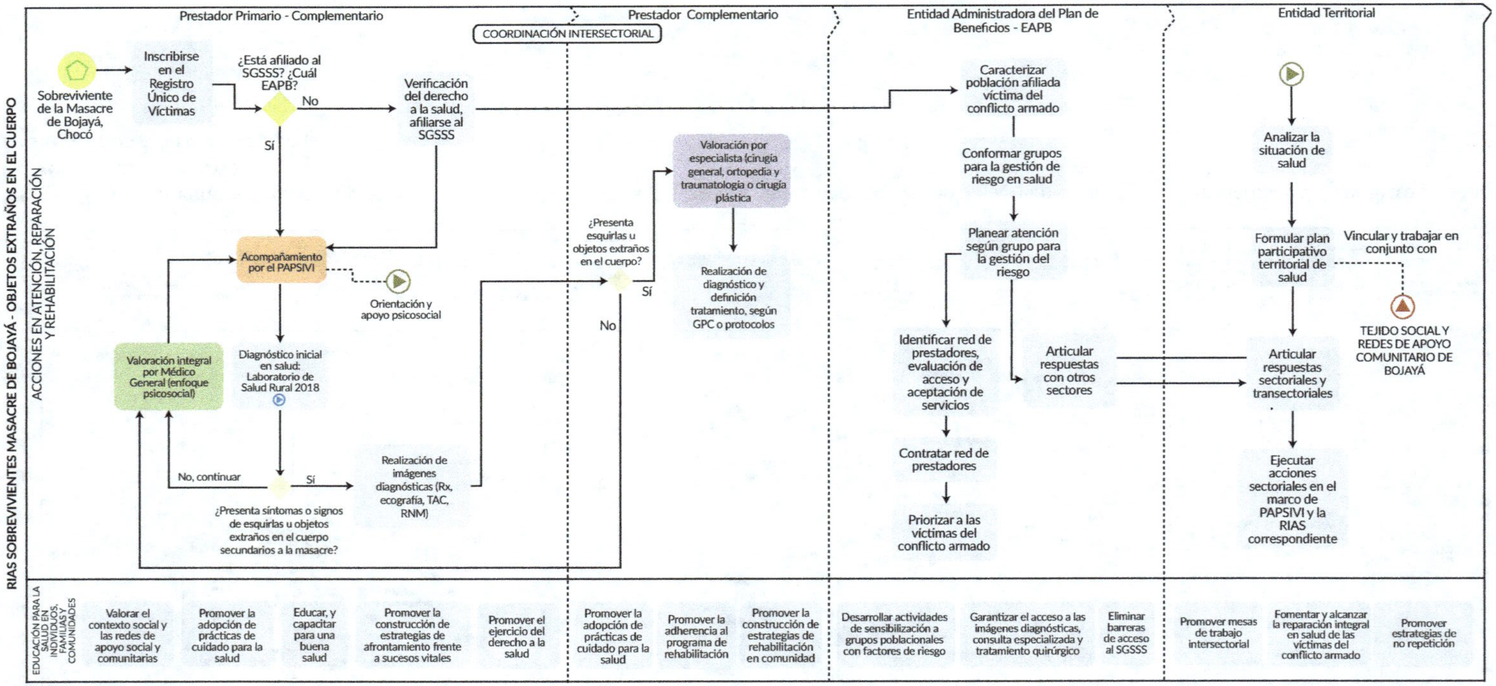

Figura 22. Ruta Integral de Atención en Salud (RIAS) para el diagnóstico, tratamiento y rehabilitación por esquirlas interiorizadas de AEI, en el marco de la reparación integral en salud de víctimas del conflicto armado (sobrevivientes de Bojayá)

Fuente: elaboración con base en (7, 99).

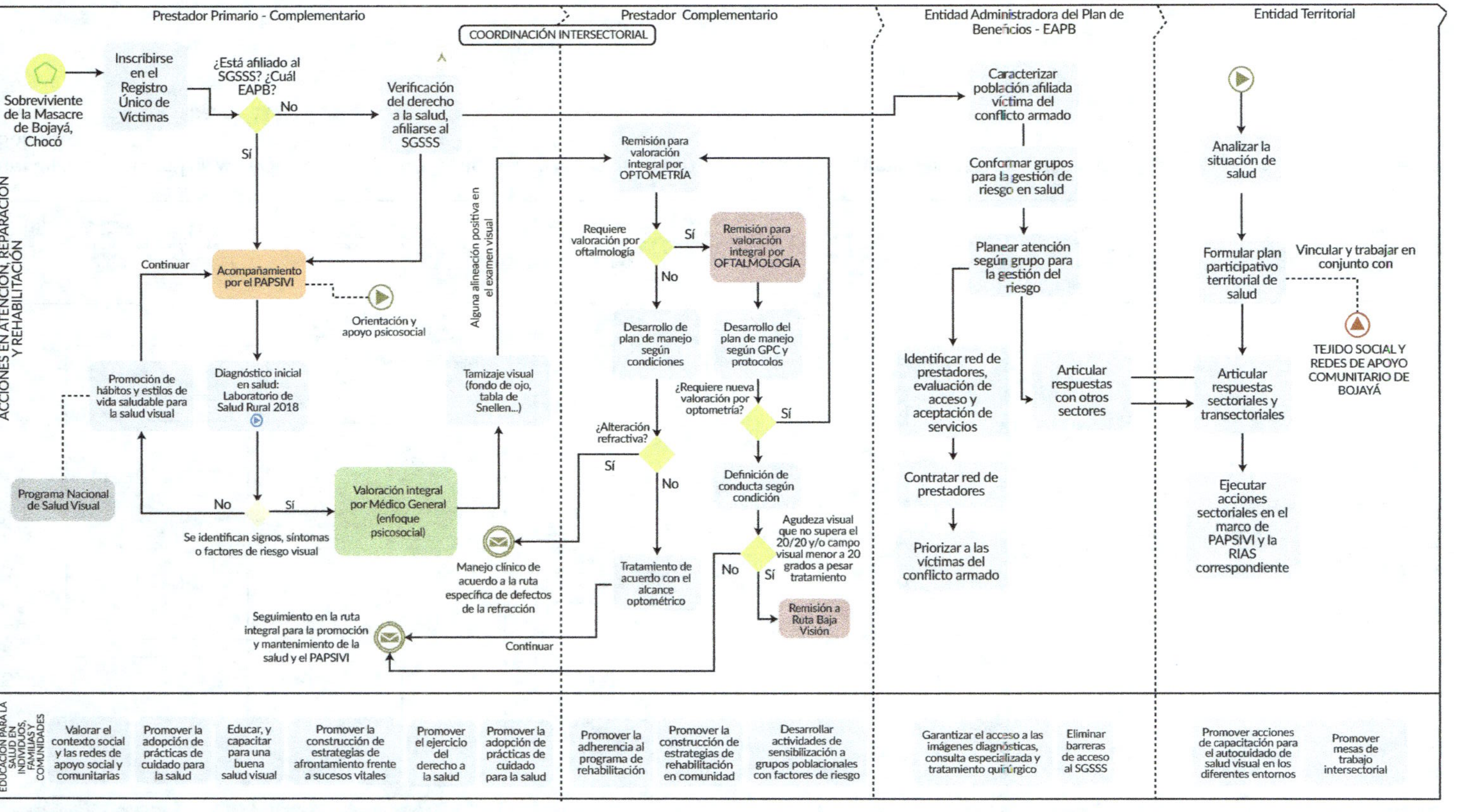

Figura 23. Ruta Integral de Atención en Salud (RIAS) para las alteraciones visuales, en el marco de la reparación integral en salud de víctimas del conflicto armado (sobrevivientes de Bojayá)
Fuente: elaboración con base en (7).

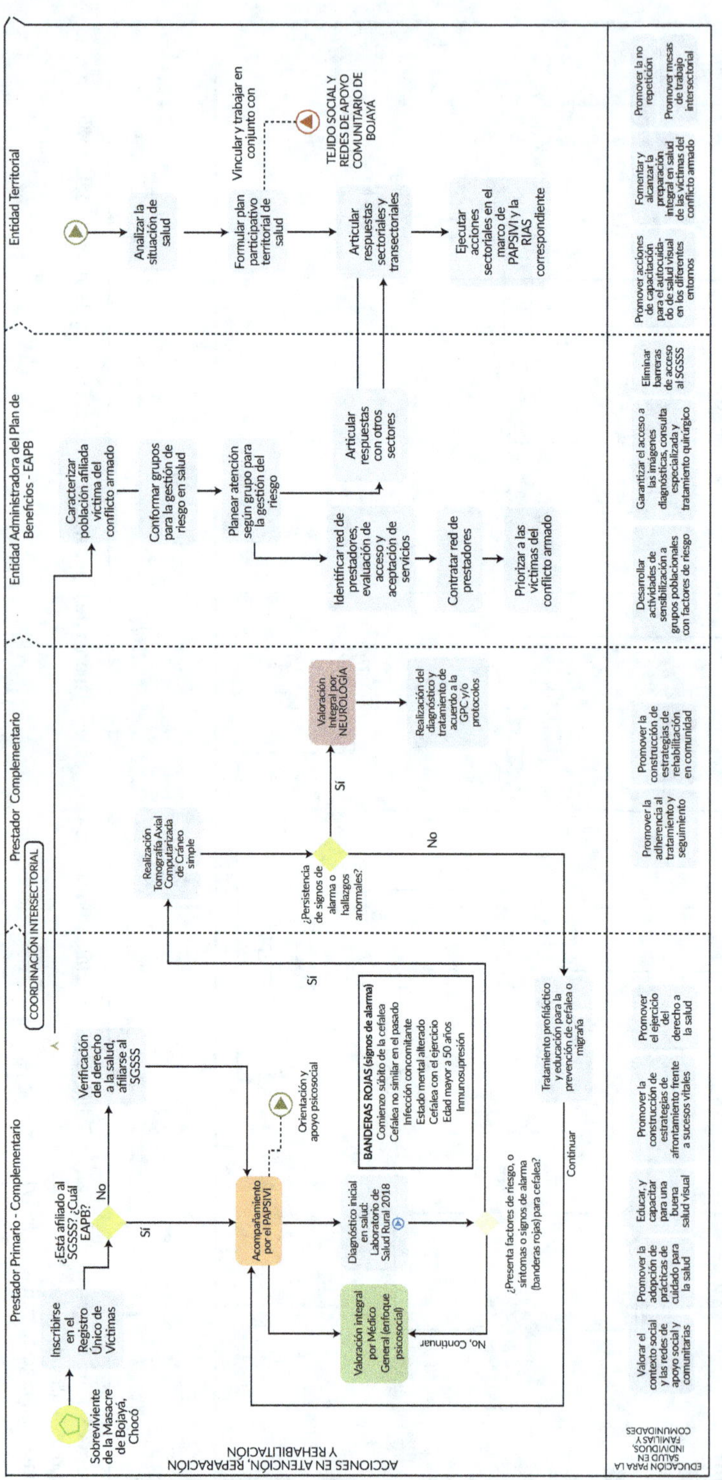

Figura 24. Ruta Integral de Atención en Salud (RIAS) para la cefalea, en el marco de la reparación integral en salud de víctimas del conflicto armado (sobrevivientes de Bojayá)

Fuente: elaboración con base en (7).

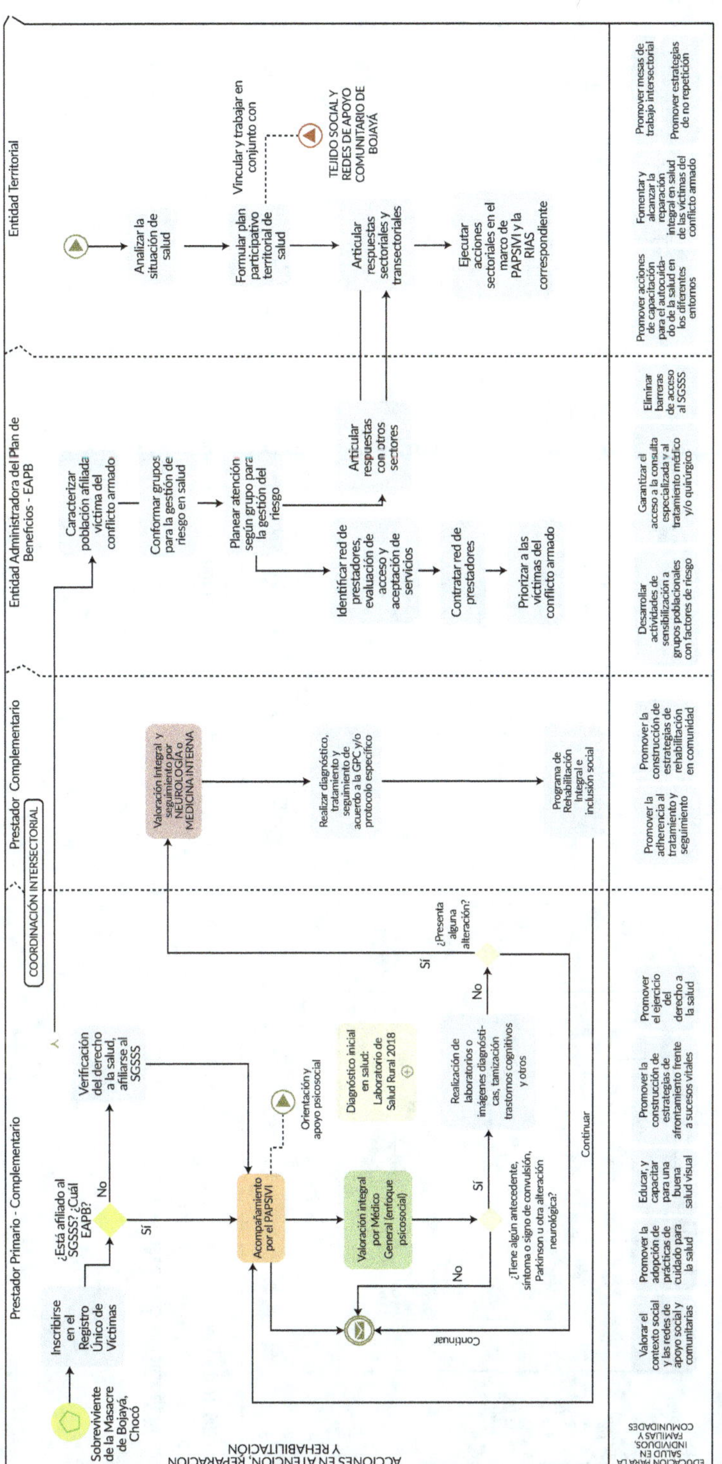

Figura 25. Ruta Integral de Atención en Salud (RIAS) para el diagnóstico, tratamiento, rehabilitación de otros trastornos neurológicos, como la epilepsia, en el marco de la reparación integral en salud de víctimas del conflicto armado (sobrevivientes de Bojayá)
Fuente: elaboración con base en (7).

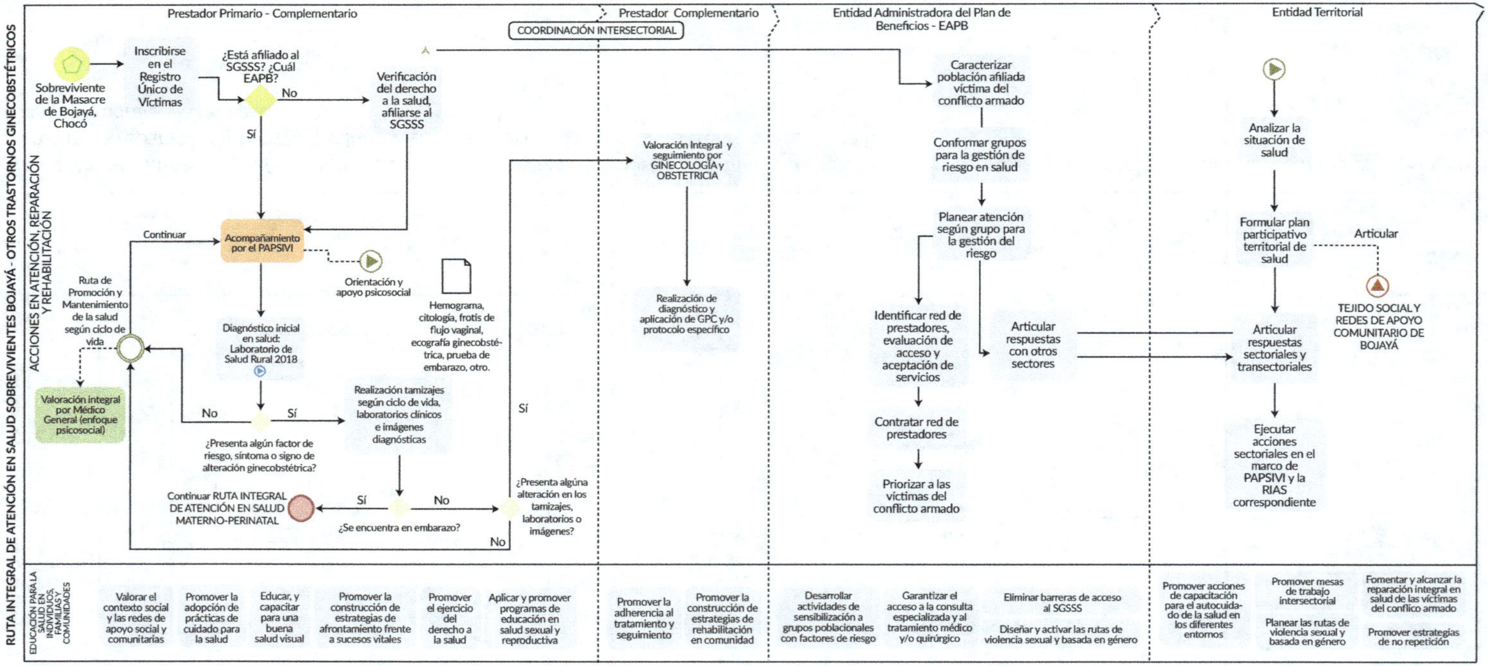

Figura 26. Ruta Integral de Atención en Salud (RIAS) para las alteraciones ginecobstétricas, en el marco de la reparación integral en salud de víctimas del conflicto armado (sobrevivientes de Bojayá)

Fuente: elaboración con base en (7).

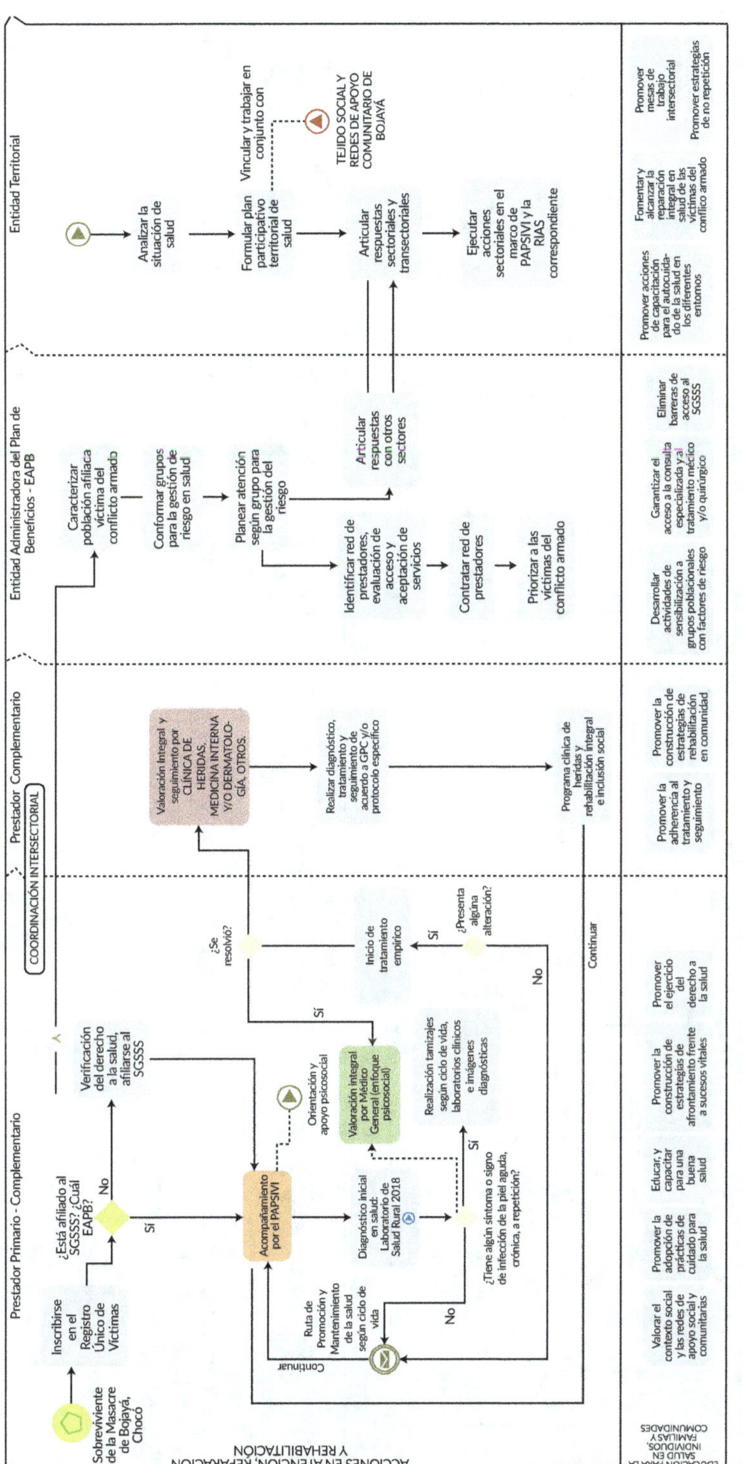

Figura 27. Ruta Integral de Atención en Salud (RIAS) para el diagnóstico, tratamiento y rehabilitación de las infecciones en piel, en el marco de la reparación integral en salud de víctimas del conflicto armado (sobrevivientes de Bojayá)
Fuente: elaboración con base en (7).

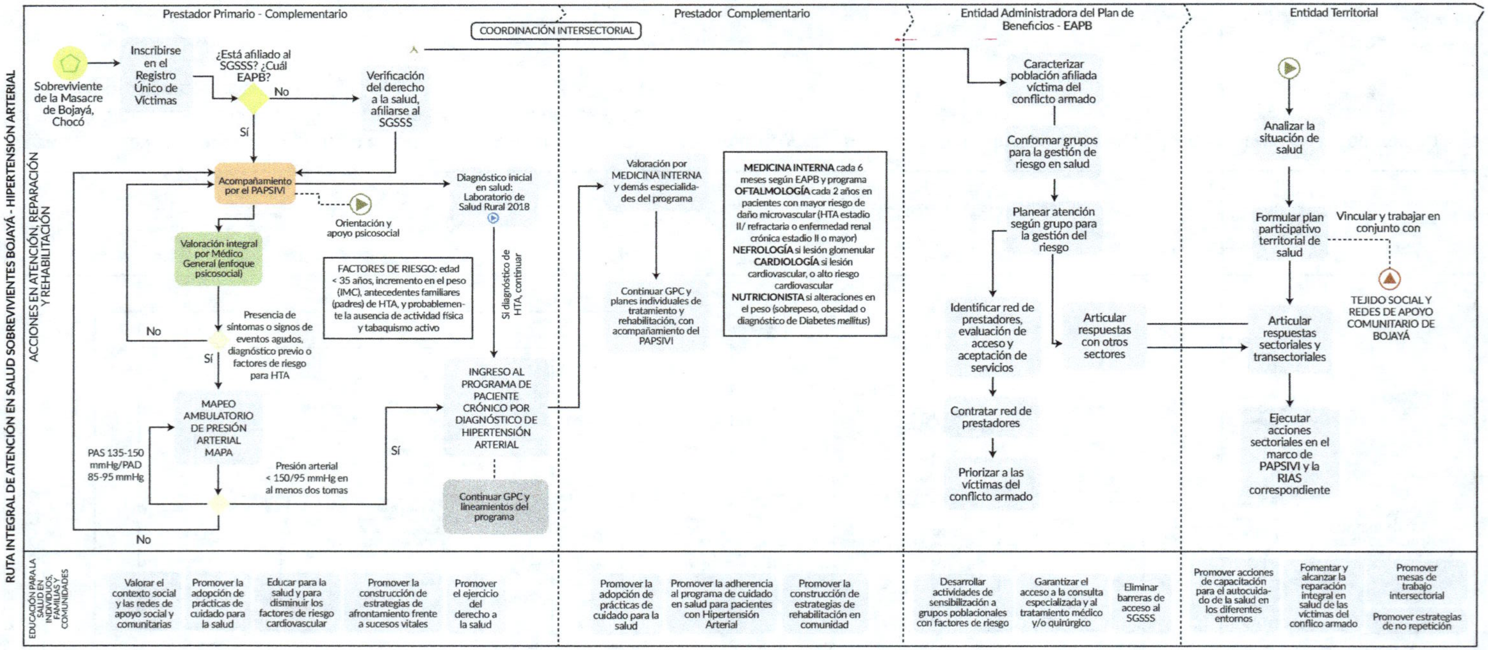

Figura 28. Ruta Integral de Atención en Salud (RIAS) para la hipertensión arterial, en el marco de la reparación integral en salud de víctimas del conflicto armado (sobrevivientes de Bojayá)

Fuente: elaboración con base en (7).

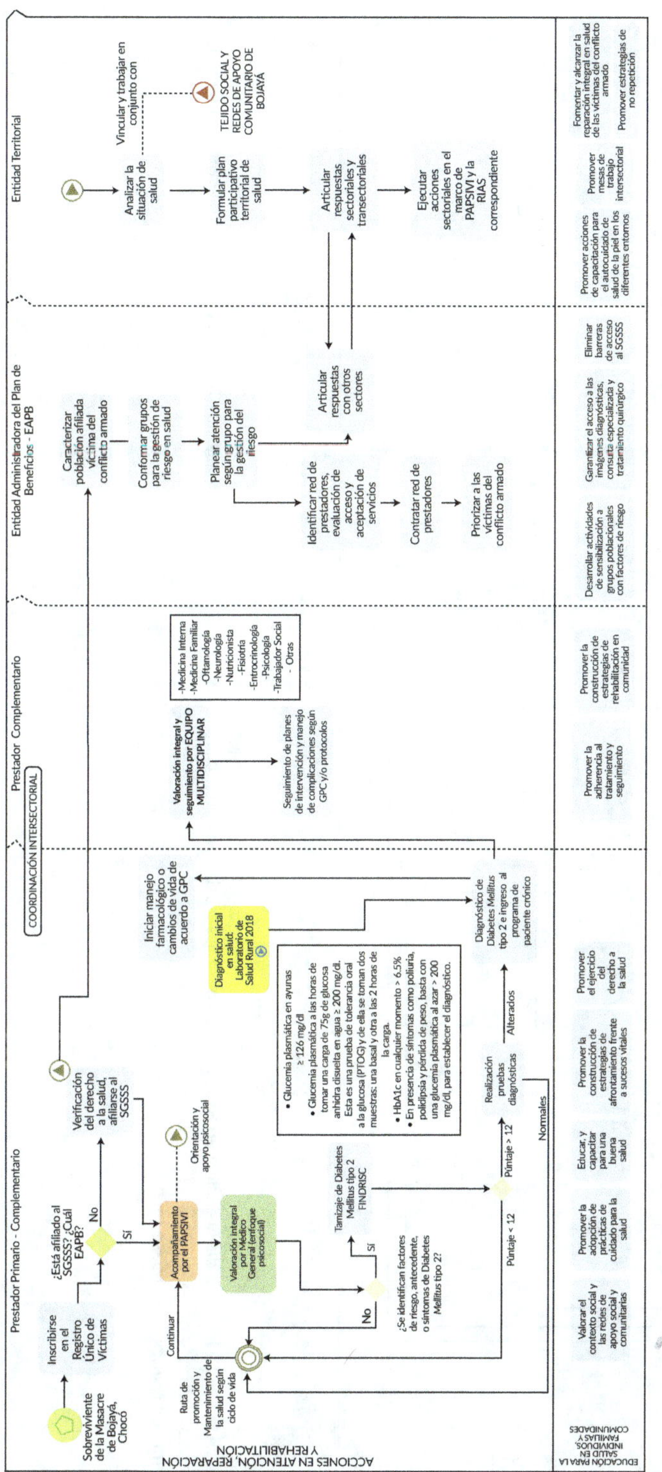

Figura 29. Ruta Integral de Atención en Salud (RIAS) para el diagnóstico, tratamiento, seguimiento y prevención de complicaciones por diabetes *mellitus* tipo 2, en el marco de la reparación integral en salud de víctimas del conflicto armado (sobrevivientes de Bojayá)

Fuente: elaboración con base en (7).

90

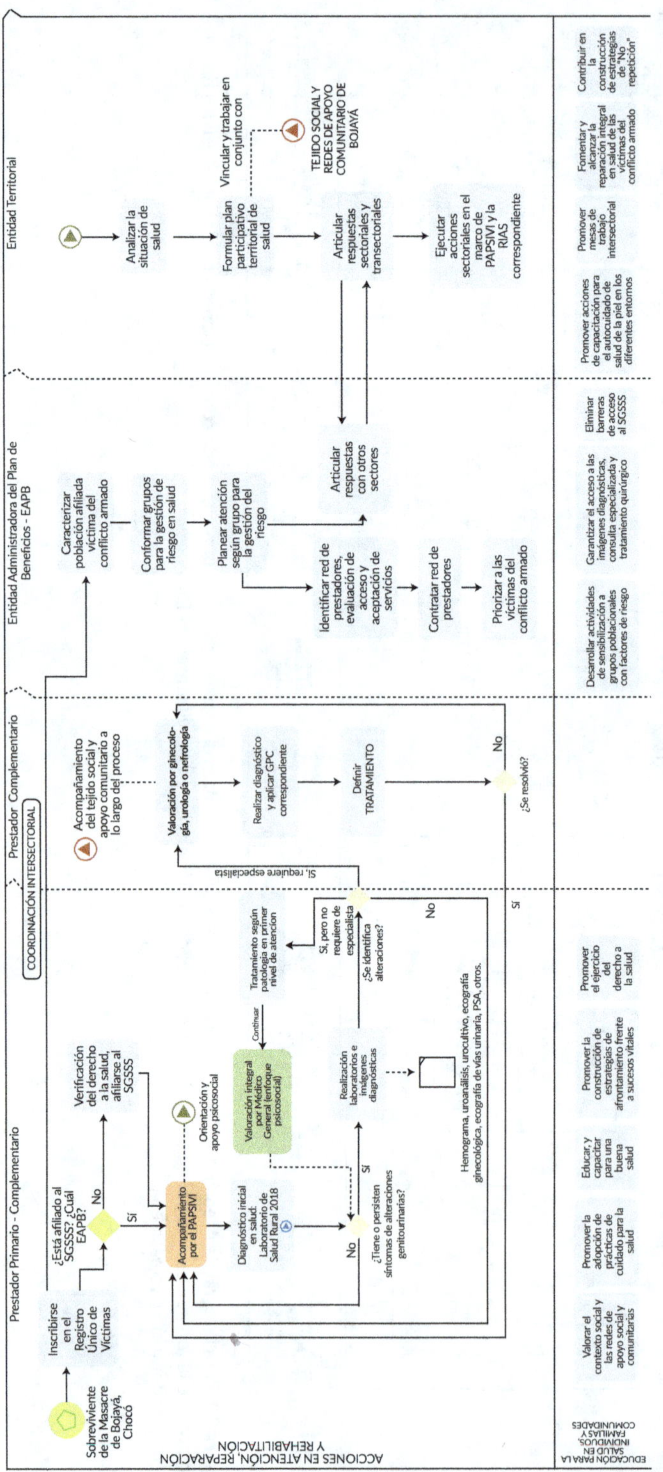

Figura 30. Ruta Integral de Atención en Salud (RIAS) para los trastornos genitourinarios, en el marco de la reparación integral en salud de víctimas del conflicto armado (sobrevivientes de Bojayá)

Fuente: elaboración con base en (7).

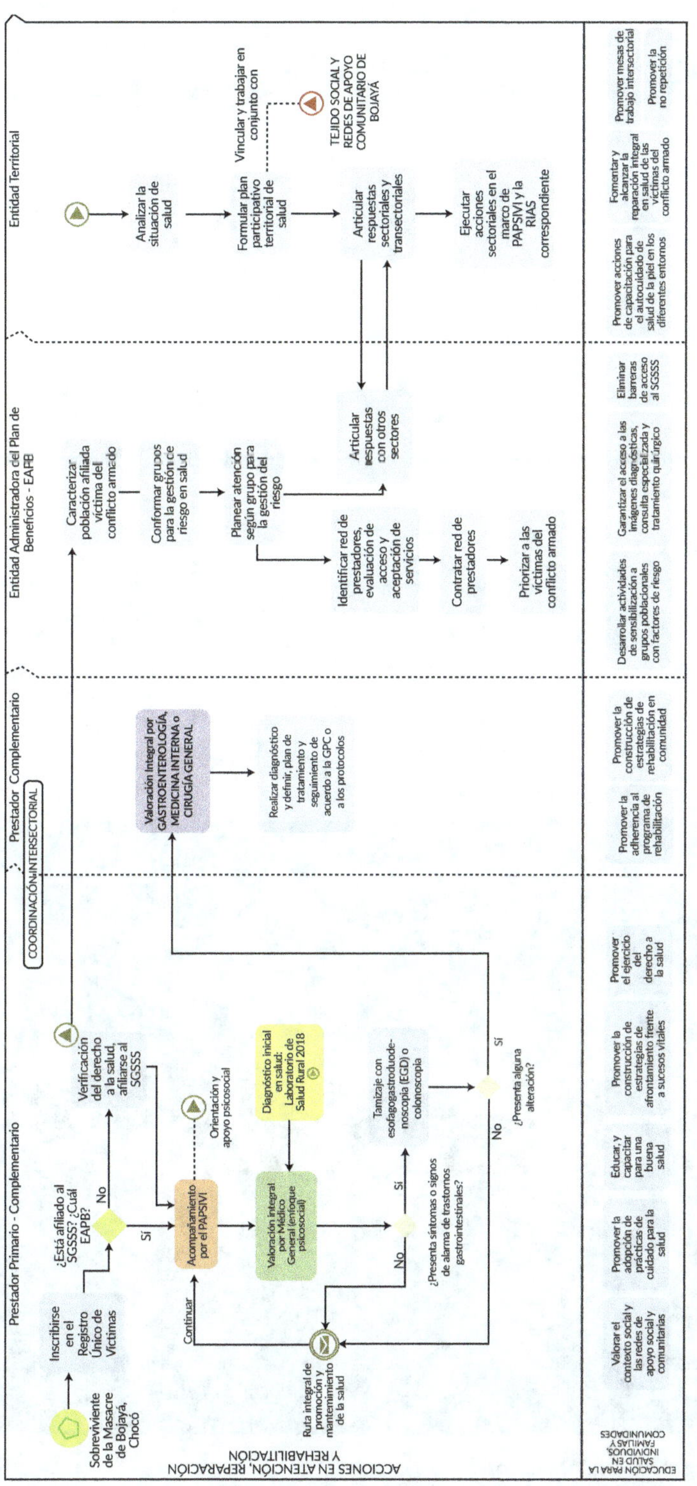

Figura 31. Ruta Integral de Atención en Salud (RIAS) para los trastornos gastrointestinales, en el marco de la reparación integral en salud de víctimas del conflicto armado (sobrevivientes de Bojayá)
Fuente: elaboración con base en (7).

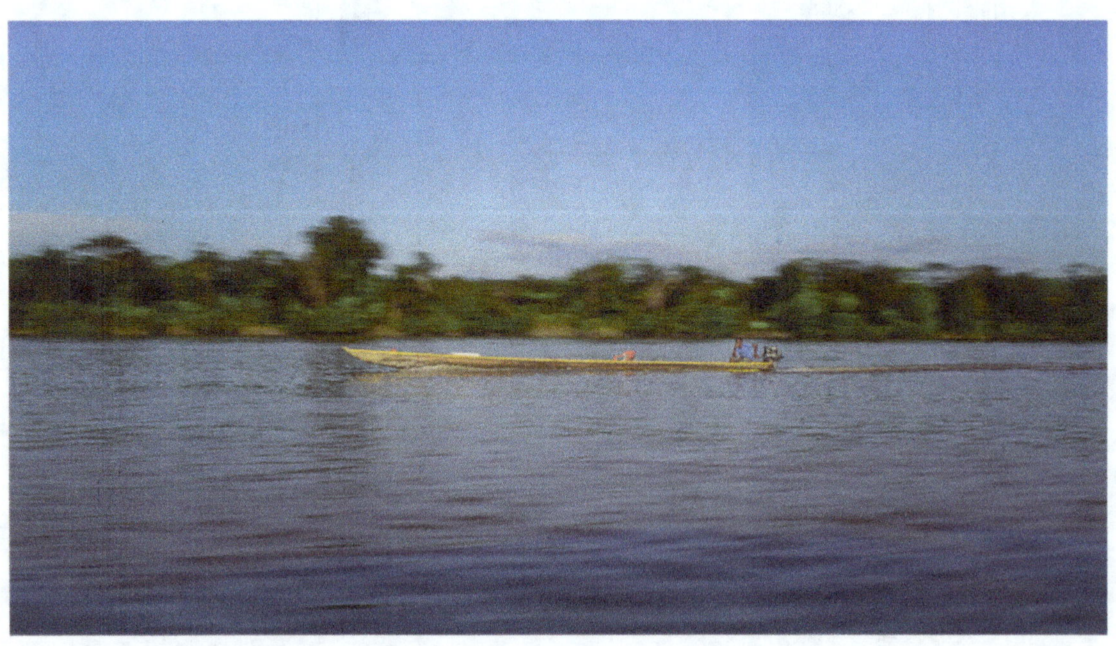

Figura 32. Panga sobre el río Atrato, Chocó
Fuente: cortesía de Germán Piñeros para el proyecto, 2018.

CAPÍTULO 5

CONSIDERACIONES FINALES PARA LA TOMA DE DECISIONES EN SALUD TENDIENTES A LA REPARACIÓN INTEGRAL DE VÍCTIMAS DEL CONFLICTO ARMADO

El análisis de las afectaciones en salud de los supervivientes de la Masacre de Bojayá deja grandes lecciones para el reconocimiento de las necesidades de atención en salud que existen en estas personas, en especial, cuando han sobrevivido a la explosión de un AEI.

Un primer punto a resaltar es que, si bien las alteraciones de la salud mental ocupan un lugar importante en el panorama de salud de una población superviviente del conflicto armado, no puede automáticamente ofrecerse un diagnóstico de trastorno de la salud mental a cualquiera que exhiba ese antecedente y esté presentando síntomas psicológicos o neuropsiquiátricos varios sin que se haya efectuado previamente un adecuado estudio y análisis de diagnósticos diferenciales que también pueden presentarse con sintomatologías similares, pero sobre bases distintas a las alteraciones primarias de la salud mental.

Tal es el caso de las intoxicaciones crónicas por metales, cuyos cuadros clínicos presentan una sintomatología que se traslapa con la de algunos trastornos ansiosos o depresivos, e incluso postraumáticos, los cuales suelen ser frecuentemente diagnosticados en supervivientes del conflicto armado. Cuando existe en una víctima del conflicto armado, el antecedente de exposición a la explosión de un AEI, o a heridas por proyectil de arma de fuego que han dejado residuos dentro del organismo, así como cuando estas personas habitan zonas en donde se desarrollan actividades económicas que pueden generar contaminación ambiental por actividades como la minería aurífera y otras, es necesario descartar la presencia de niveles biológicos de metales tóxicos antes de concluir diagnósticos psiquiátricos. La exploración paraclínica, en busca de posible toxicidad crónica por metales, junto con valoraciones clínicas en toxicología y neuropsicología permitirán establecer con mayor precisión la real etiología de los cuadros clínicos experimentados por las personas.

Lo anterior, sin dejar de lado que el panorama de afectaciones en la salud física de las personas fue amplio y, en general, permanecía desatendido en otros muchos asuntos. Entre los aspectos prioritarios a tomar en cuenta cuando se diseñan intervenciones de atención integral en salud tendientes a la reparación de víctimas del conflicto armado supervivientes de AEI están: el dolor crónico relacionado con la presencia de cicatrices, las necesidades de intervención quirúrgica o de rehabilitación que permanecen desatendidas, las alteraciones auditivas y visuales, las musculoesqueléticas, las alteraciones neurológicas secundarias de daño mínimo por exposición a la onda explosiva del arma utilizada, y las alteraciones nutricionales derivadas de la pérdida de seguridad y soberanía alimentaria; entre otras que se evidenciaron. Deben estar dentro de las prioridades a evaluar y tratar por parte de los profesionales en salud que entren en contacto con personas y poblaciones civiles supervivientes de AEI y desplazamiento forzado en el marco del CAI.

Sobre esas bases, es necesario animar a las autoridades sanitarias a proporcionar un acceso oportuno y de calidad a valoraciones, tratamiento y rehabilitación en discapacidad auditiva, psicosocial y física, entre otras que se requieren ante afectaciones derivadas del conflicto armado en Colombia, en especial, para los sobrevivientes de la Masacre de Bojayá, tomando en cuenta los programas de atención integral en salud a los que tienen derecho (12).

Se debe promover el interés de las autoridades sanitarias e instituciones académicas en el estudio participativo de la discapacidad auditiva y otras discapacidades en víctimas de violencia, «como contribución a la restauración de derechos vulnerados, y como manera de facilitar la identificación de los servicios que requieren para establecer el acceso apropiado a la atención en salud que les garantice la reparación integral que merecen» (12, p.14).

En el caso de Bojayá esto es particularmente relevando, tomando en cuenta que:

> Al compararse la prevalencia de este fenómeno [en Bojayá], con la prevalencia a escala mundial de pérdida de audición, en la cual la discapacidad es cercana al 5 %, la del mismo departamento del Chocó (9.2 %), y con el promedio nacional colombiano (11.3 %), se evidencia una discapacidad auditiva mayor en Bojayá, lo cual constituye un problema de salud pública que no ha sido estudiado a fondo. (12, p.14)

También es necesario garantizar los derechos sexuales y reproductivos de las mujeres sobrevivientes de la Masacre de Bojayá, «de modo que se les facilite el acceso a los servicios básicos de salud con la menor cantidad de barreras» (18, p.472).

Para lograr todo lo anterior, es importante la capacitación del talento humano en salud que se encuentra en contacto con víctimas del conflicto armado en distintos aspectos necesarios para poder desempeñar adecuadamente su labor, entre ellos, la formación en derechos humanos y derecho internacional humanitario, así como en derechos sexuales y reproductivos, lo cual resulta trascendental.

Respecto a la adecuada formación del talento humano en salud en torno a los derechos sexuales y reproductivos de las mujeres víctimas del conflicto armado interno, resulta imprescindible, además, su formación técnica en temas como la contracepción, el control prenatal, la interrupción voluntaria del embarazo, y la atención integral en salud para la violencia sexual y de género (1, 18).

Además, es necesario impulsar investigaciones sobre las consecuencias de las lesiones ocasionadas por artefactos explosivos improvisados como el que ocasionó la Masacre de Bojayá y otros similares, con énfasis en poblaciones civiles, incluyendo el seguimiento a lesiones en órganos de los sentidos, las posibles lesiones neurológicas mínimas por onda expansiva y la toxicidad que se puede generar por esquirlas metálicas incrustadas que liberen sus componentes de forma crónica. Ello con el fin de que tales estudios permitan desarrollar protocolos específicos para esta problemática, aporten a la reparación integral y al proceso de no repetición (13).

Adicionalmente, en el caso de la comunidad superviviente de la Masacre de Bojayá, es importante iniciar un seguimiento que incluya vigilancia epidemiológica y estudios tanto descriptivos como analíticos en torno a la percepción de la población sobre el incremento de fallecimientos por cáncer entre los supervivientes al AEI, desde el año 2002 hasta la fecha.

Otro campo de investigación específico que amerita un desarrollo urgente en torno al caso de Bojayá, es el estudio químico de las esquirlas del AEI utilizado, así como la exploración sobre otros posibles componentes potencialmente tóxicos que hubiese podido contener el artefacto en cuestión, de cara a buscar explicaciones causales a muchos de los signos y síntomas presentes entre los supervivientes, así como a iniciar un seguimiento epidemiológico, específicamente, orientado hacia la potencial toxicidad crónica de los componentes que sean identificados en las esquirlas recuperadas, o uno basado en el seguimiento de los metales hallados más habitualmente en esquirlas de AEI, según lo reportado por la literatura internacional en el tema, tal como está establecido en otros países para militares supervivientes con esquirlas de AEI.

La comunidad de Bojayá, Chocó, «quiere vivir mejor», sanar *el cuerpo* —las esquirlas que permanecen, el oído que no escucha, la espalda que molesta, la cabeza que duele— y *el alma* —las pesadillas que acechan en los sueños, la «mala muerte» que se llevó a sus seres amados, sus muertos que aún no descansan en paz—(15) Es necesario perseguir una paz integral, que conjugue componentes de paz cultural, estructural y directa, solo así será posible la configuración de bienestar para la sociedad en su conjunto (105).

No obstante, el diagnóstico en salud que aquí se ha presentado permite establecer que después de 20 años de sucedido el evento de la Masacre de Bojayá, sus sobrevivientes continúan con necesidades en salud insatisfechas. Tanto las derivadas directamente del estallido del AEI, como las añadidas sobre esa base con posterioridad, a modo de complicaciones de atenciones incompletas o inoportunas para tales lesiones, así como resultantes de la continuidad del conflicto armado en el contexto en que han seguido viviendo hasta la fecha.

Como resultado de un largo proceso de exigencia del derecho a la salud desde las organizaciones y liderazgos comunitarios, además de las personas mismas, esta comunidad logró una formulación específica del PAPSIVI con perspectiva étnica para los sobrevivientes de Bojayá, la cual se estuvo ejecutando por parte del Ministerio de Salud durante los años 2018 y 2019, con base en la Resolución 2340 de 2018, tanto en el territorio de Bellavista como en el Hospital Ismael Roldán de Quibdó. El proyecto fue denominado *Atención psicosocial y salud integral a las víctimas del conflicto armado de Bojayá* (95, 106, 107), y vino a añadirse a otras aplicaciones más generales del PAPSIVI que venían adelantándose de antemano en Chocó (108).

El Ministerio de Salud proyectó así, en 2018, implementar tal PAPSIVI étnico con la comunidad de Bojayá, para la reparación colectiva del Comité de víctimas 2 de mayo de Bojayá, departamento del Chocó, incluyendo a 560 personas. Al momento de finalización, en julio de 2019, se reportó la implementación del PAPSIVI con enfoque étnico y salud integral a 520 personas víctimas residentes en Bellavista y Quibdó, de las cuales 120 fueron priorizadas para recibir procesos de valoración especializada en salud, como parte de las medidas de rehabilitación establecidas para el mencionado sujeto de reparación colectiva (106, 107).

Los componentes de la atención integral ofrecida por el proyecto en mención incluyeron: atención psicosocial en formato individual, familiar y colectiva étnica; salud integral por evento, en dermatología, fisiatría, oftalmología y otorrinolaringología; y, gestión para el fortalecimiento y coordinación institucional, junto con educación en salud (95, 107).

En cuanto al componente de salud integral, para abril de 2019 habían sido valoradas por el proyecto *Atención psicosocial y salud integral* un total de 47 personas en Quibdó y 58 en Bellavista. En orden decreciente de frecuencia, las especialidades médicas contempladas y atendidas inicialmente por el proyecto fueron: otorrinolaringología (37 personas), dermatología (43 personas), fisiatría (41 personas) y oftalmología (27 personas). Además, fue necesario que 27 personas se remitieran a servicios en salud inicialmente no contemplados, predominantemente a medicina general, así como sendos casos a medicina interna y psiquiatría (95).

Respecto al componente psicosocial, al finalizar tal proyecto habían sido atendidas 7 personas en modalidad individual, 44 personas mediante técnicas de intervención individual y grupal, y 54 en modalidad familiar. Entre ellas, 18 recibieron atención mediante consejería y apoyo, mientras que solamente 2 personas se beneficiaron de atención terapéutica, y las restantes accedieron a otros tipos de intervenciones psicosociales. De igual forma, unas 560 personas accedieron a la modalidad colectiva étnica en la cual se ofreció la participación en grupos orientados hacia adultos y jóvenes para la promoción de resiliencia, liderazgo, capacidad de superación de adversidades y fortalecimiento de conocimientos ancestrales en artes y oficios, entre otras cuestiones (95, 107).

Al respecto, es importante reconocer que el Comité Permanente entre Organismos establece la importancia de combinar intervenciones psicosociales con atenciones en salud mental, sin que las unas puedan sustituir a las otras, de cara a lidiar con las múltiples necesidades de este tipo que suelen quedar instauradas en las comunidades y personas afectadas por diversas situaciones de emergencia, incluyendo los conflictos armados (109).

En el caso estudiado, es de resaltar el contraste entre la enorme necesidad de atención individual en salud mental evidenciada en el diagnóstico que se presentó, con la pequeña cantidad de personas que finalmente logró acceder, a través del papsivi de Bojayá, a intervenciones terapéuticas por psicología o a remisiones para atención por psiquiatría.

Si bien, es indudable que las intervenciones psicosociales ofrecidas de índole colectiva, familiar o individual a modo de consejería y apoyo pudieron contribuir al bienestar de las personas afectadas, también lo es que esas acciones no sustituyen, en modo alguno, las intervenciones terapéuticas, propiamente dichas, ofrecidas por profesionales bien entrenados en psicología clínica y psiquiatría, que estén familiarizados con las necesidades de sobrevivientes de conflictos armados, en general, así como de masacres y supervivencia a artefactos explosivos improvisados, en particular. El legítimo afán de no patologizar indebidamente el sufrimiento de las personas así expuestas, no debe llevar a la desatención de las reales necesidades de intervención especializada en salud mental que tienen, las cuales fueron evidenciadas para esta población como altamente prevalentes.

Del mismo modo, es importante reconocer que la inclusión de un componente de atención integral individual en salud que contara con algunas especialidades médicas, tal como fue contemplado en la formulación del papsivi con perspectiva étnica diseñado específicamente para los supervivientes de Bojayá, fue un acierto. Sin embargo, el diagnóstico presentado permite afirmar que la restricción de la oferta a cuatro especialidades resulta insuficiente ante la variedad y magnitud de las necesidades instauradas en salud física y mental que fueron evidenciadas mediante el diagnóstico de situación en salud que fue presentado en este texto.

Hasta donde es conocido, con antelación a la planificación del papsivi específico para Bojayá, el Ministerio de Salud contaba para establecer las atenciones integrales en salud requeridas, con un diagnóstico comunitario basado en la realización de grupos focales, así como con la priorización de necesidades percibidas desde los liderazgos comunitarios (94, 107). Probablemente, para definir el tipo de atenciones individuales en salud requeridas por una población afectada fuertemente por el conflicto armado, sea preferible un diagnóstico comunitario en salud más complejo, en el cual se combinen tanto componentes de valoración clínica interdisciplinaria como de observación participante y conversatorios comunitarios, junto con las priorizaciones de morbilidad sentida de la propia comunidad, y los datos institucionales específicos para la población que se posean (1).

De acuerdo con el diagnóstico clínico interdisciplinario y en salud pública presentado en este texto, es esencial para este grupo poblacional de personas sobrevivientes a un artefacto explosivo improvisado que generó una masacre con amplio desplazamiento forzado, el acceso a profesionales especializados en distintas ramas clínicas de la salud y la medicina, así como a otros medios de apoyo diagnóstico o terapéutico. Lo anterior, sin descontar las intervenciones en salud pública, con una perspectiva territorial e intersectorial, que contribuyan a sustentar mejores condiciones de vida para todos. Así como las intervenciones psicosociales de distintos tipos que suelen ser el centro del PAPSIVI.

Tampoco deben olvidarse las intervenciones culturalmente apropiadas y basadas en los propios saberes instalados en la comunidad que esta considere necesarias, y que deberán entrar a complementar cualquier ruta de atención propuesta desde la biomedicina y otros saberes profesionales en salud. La construcción participativa de aquellas rutas de atención integral definitivas con que se aborde una población deben asegurar lo anterior.

Por otro lado, en cuanto a los componentes de intervención en salud individuales relacionados con valoración y manejo de profesionales de la salud expertos en distintas áreas, la ejecución del proyecto *Atención psicosocial y salud integral*, por parte del Ministerio de Salud, permitió evidenciar múltiples barreras de acceso derivadas, especialmente, de la dificultad para que las EPS aceptaran remisiones desde el PAPSIVI de las personas valoradas por tal programa (95, 110).

Esto conduce, por un lado, a la necesidad de pensar en estrategias alternas a la atención en salud de las personas víctimas del conflicto armado, en el marco del sistema de salud ideado para la generalidad de los colombianos, tomando en cuenta que tales atenciones a víctimas corresponden a medidas de reparación integral por afectaciones sufridas en el conflicto armado y no a solicitudes asistenciales corrientes. Por otro lado, invita a idear, entre tanto, maneras para facilitar el acceso de estas personas a los servicios de salud que requieren, en el marco del sistema de salud vigente para todos los colombianos.

Ante la ausencia actual de rutas claras para la derivación por parte del PAPSIVI de los sobrevivientes de la Masacre de Bojayá hacia todos los tipos de servicios de salud que requieren, en interacción con otros entes pertenecientes al SGSSS, y teniendo en cuenta que no se contempla a las víctimas del conflicto armado como un grupo de riesgo en las RIAS y, por lo tanto, no existen RIAS al respecto, se propusieron 15 rutas diseñadas a partir del marco legal normativo vigente y del resultado del análisis de los itinerarios terapéuticos y los diagnósticos principales de los sobrevivientes (7).

No obstante, las rutas presentadas se constituyen como una propuesta inicial que en su momento deberá ser sometida a valoración, como insumos de la debida participación comunitaria en su construcción definitiva. Al respecto, es importante recordar que unas rutas definitivas no solamente deberán incluir acciones desde saberes biomédicos e institucionales, sino también desde saberes populares y comunitarios, así como intervenciones individuales, familiares y colectivas.

En cuanto a los saberes profesionales e institucionalizados necesarios en el marco de dichas rutas, vale recordar que:

El 97.4 % de los sobrevivientes, requieren la valoración y seguimiento por parte de especialistas médico-quirúrgicos, así como por otros profesionales de la salud como psicólogos, fisioterapeutas, fonoaudiólogos, terapeutas ocupacionales y profesionales de otras especialidades, como trabajo social. Las especialidades más requeridas son: psicología clínica y psiquiatría (65.7 %), fisioterapia (68.8 %), otorrinolaringología (37.1 %), ortopedia (25.7 %) y medicina interna (20 %). Sin embargo, las demás especialidades, aunque no se requieran con la misma frecuencia que las mencionadas, son muy importantes para la reparación integral de las víctimas, en estos momentos de posconflicto (7).

En relación con lo anterior, es necesario agilizar el acceso a procedimientos diagnósticos en los sobrevivientes que lo requieran. El 51.4 % requiere la realización de imágenes diagnósticas para determinar localización de esquirlas, masas o alteraciones en distintos órganos, y el 37.1 % la toma y análisis de laboratorios clínicos, especialmente aquellos de primer nivel para descartar trastornos del metabolismo de los carbohidratos, hipercolesterolemias, alteraciones de las hormonas tiroideas, intoxicaciones crónicas por metales pesados, entre otros (7).

La intervención de distintos profesionales de la salud, tales como expertos en nutrición, fonoaudiología, odontología o trabajo social, así como de especialistas en toxicología y cirugía general o sus subespecialidades, entre otros posibles, no deben dejarse de lado, dadas las complejas necesidades de intervención clínica en salud que se configuran en las poblaciones sobrevivientes de un artefacto explosivo improvisado en el marco de una masacre que, además, derivó en desplazamiento forzado y otras victimizaciones posteriores.

Respecto a la propuesta de rutas integrales de atención en salud para las principales patologías identificadas en los sobrevivientes de Bojayá, no podemos perder de vista que el mediador esencial en las RIAS propuestas, ante distintos actores con funciones esenciales para que puedan desarrollarse, es el PAPSIVI. Desde allí, sería fundamental partir del diagnóstico inicial de salud realizado por el *Laboratorio de salud rural e intercultural* en Bojayá, Chocó, de modo que se emprendan las acciones individuales y colectivas que resultan necesarias frente al panorama delineado.

En lo individual, un punto de partida ineludible sería que quienes aún no cuentan con valoración inicial por parte del PAPSIVI puedan ser incluidos, tomando en cuenta los asuntos a explorar que fueron señalados desde el Laboratorio en cuestión. A continuación, sería necesaria la acción del PAPSIVI para activar las RIAS correspondientes en EAPB a cargo, para garantizar así una reparación en salud efectiva y contextualizada en las necesidades de la población (7).

En el marco de las normativas vigentes a diciembre de 2022, es necesario que la entidad territorial en salud tome en cuenta las redes de apoyo comunitario que se han tejido en Bojayá con miras a aliviar las necesidades en salud hasta ahora insatisfechas, así como las organizaciones sociales locales que han venido trabajando arduamente por el goce efectivo del derecho a la salud en su comunidad, en especial, para su participacion efectiva en la construcción de planes territoriales de salud, en los cuales se reconozca la medicina ancestral propia de la comunidad como protagonista en la reparación en salud de las víctimas, en coordinación con los recursos propios del SGSSS. Igualmente, es necesario emprender acciones coordinadas que fomenten el alcance de una necesaria reparación integral en salud para los sobrevivientes de la Masacre de Bojayá, así como la promoción de estrategias garantistas de la no repetición de los hechos, asumiendo que la violencia es un problema de salud pública (7).

A manera de epílogo, mencionaremos que, durante el proceso de edición de este libro, se inició en Colombia el debate en el Congreso de la República sobre un proyecto de ley «por medio del cual se transforma el Sistema de Salud y se dictan otras disposiciones» (111). En el modelo de atención en salud propuesto por dicha reforma, se transformarían parte de las Rutas Integrales de Atención en Salud (RIAS), en especial en territorios mayoritariamente rurales, así como en los rurales dispersos, tales como los que fueron abordados por nuestro *Laboratorio de salud rural e intercultural* con la comunidad sobreviviente de la Masacre de Bojayá, Chocó.

De concretarse la reforma propuesta sin mayores modificaciones, las organizaciones encargadas de los servicios de salud pasarían a formar parte de un nuevo entramado denominado *redes integradas e integrales de servicios de salud* (RIISS). Las instituciones públicas, privadas o mixtas que las conformarían tendrían como base o puerta de entrada al sistema, los Centros de Atención Primaria Integral Resolutiva en Salud (CAPIRS), quienes, a partir de la Atención Primaria Integral Resolutiva en Salud (APIRS), se encargarían de prestar los servicios de baja o mediana complejidad y del proceso de referencia-contrarreferencia a otros servicios de mayor nivel de complejidad, con el fin de garantizar en cada territorio la promoción de la salud, prevención de la enfermedad, diagnóstico, tratamiento, rehabilitación y paliación.

Sin embargo, mientras esta reforma es discutida y legislada, la propuesta que realizamos continuará siendo importante en el proceso de garantía del derecho fundamental a la salud. Así mismo, podrá servir como insumo para pensar la atención integral a víctimas del conflicto armado interno, como los sobrevivientes de la Masacre de Bojayá, en el marco de cualquier sistema de salud que llegue a cristalizarse a futuro en Colombia, con previa participación comunitaria que la nutra de los elementos faltantes a partir de los saberes propios y ancestrales necesarios.

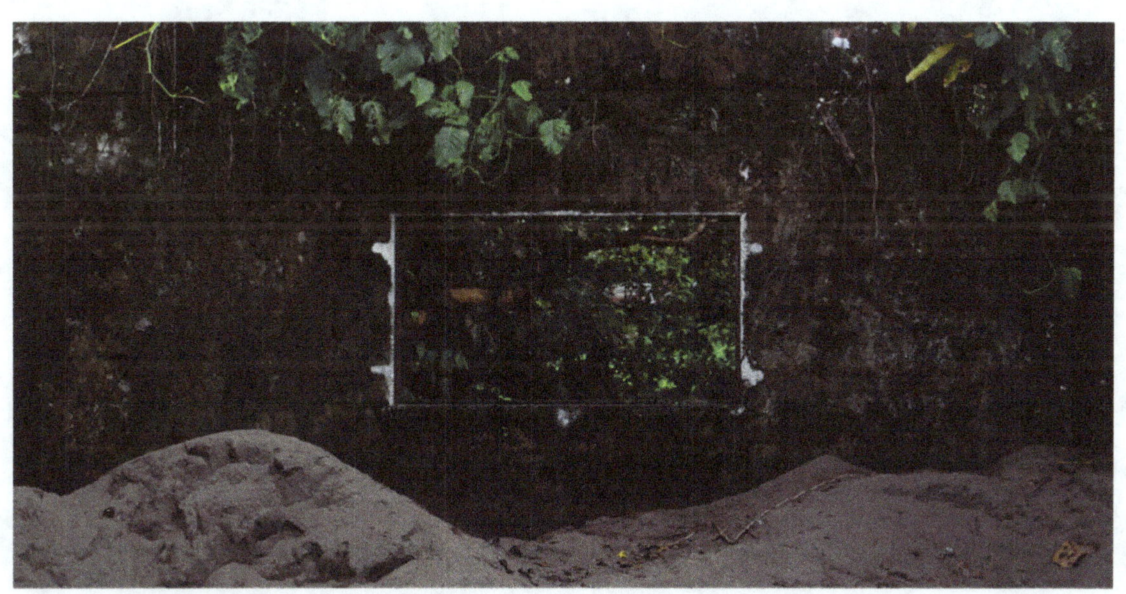

Figura 33. Ventana vegetada. Bellavista, Bojayá, Chocó
Fuente: cortesía de Germán Piñeros para el proyecto, 2018.

ANEXOS

ANEXO 1. PROYECTOS QUE CONFIGURARON EL LABORATORIO DE SALUD RURAL E INTERCULTURAL DE LA COMUNIDAD DE BOJAYÁ, CHOCÓ

Tabla 3. Proyectos que configuraron el *Laboratorio de salud rural e intercultural* de la comunidad de Bojayá, Chocó (2018-2022)

Nombre	Tipo de proyecto	Metodologías	Principales actos administrativos asociados	Financiación
Laboratorio de salud rural e intercultural de la comunidad de Bojayá, Chocó (Fase I)	Extensión solidaria	Análisis de situación de salud Conversatorios comunitarios direccionados hacia tópicos de salud pública y antropología social Observación participante 66 personas recibieron valoraciones clínicas y por salud pública individual interdisciplinaria 66 entrevistas libres individuales por antropología social	Acta 06 del 1 de marzo de 2018. Consejo de Facultad de Medicina, Universidad Nacional de Colombia Resolución 0508 del 2 de abril de 2018. Decanatura de la Facultad de Medicina, Universidad Nacional de Colombia Acta 16 del 28 de abril de 2022. Consejo de Facultad de Medicina, Universidad Nacional de Colombia	Convocatoria Nacional de Extensión Solidaria 2017 de la Universidad Nacional de Colombia

Nombre	Tipo de proyecto	Metodologías	Principales actos administrativos asociados	Financiación
Perfil epidemiológico de la población víctima del conflicto armado sobreviviente a la Masacre de Bojayá, Chocó, 2002-2018 (Fase I)	Investigación	Estudio descriptivo retrospectivo de caracterización del perfil epidemiológico desde la perspectiva de la epidemiología crítica latinoamericana. Se basó en registros de actividades individuales (66 registros de valoraciones interdisciplinarias) y colectivas (registros del trabajo de campo efectuado por antropología social y salud pública con la comunidad general de supervivientes de Bojayá), así como dos conversatorios en los que participaron los miembros del equipo de trabajo de campo en cuestión	Actas 020-348-18 del 14 de diciembre de 2018, y 007-054 del 13 de mayo de 2020. Comité de Ética de la Facultad de Medicina de la Universidad Nacional de Colombia	Solidario
Itinerarios terapéuticos de víctimas del conflicto armado interno colombiano sobrevivientes de la Masacre de Bojayá, Chocó (Fase II)	Investigación	Estudio observacional descriptivo retrospectivo, con métodos mixtos, basado en registros de valoración interdisciplinaria realizados a 35 personas participantes en la fase I	Actas 017-197 del 12 de septiembre de 2019, y 008-062 del 29 mayo 2020. Comité de Ética de la Facultad de Medicina de la Universidad Nacional de Colombia	Convocatoria 812 de 2018, Jóvenes Investigadores (Colciencias– Universidad Nacional de Colombia)
Salud sexual y reproductiva (SSR) en mujeres víctimas del conflicto armado interno sobrevivientes a la Masacre de Bojayá, Chocó (Fase II)	Investigación	Estudio observacional descriptivo retrospectivo, con métodos mixtos, basado en registros de valoración médica en SSR efectuada a 44 mujeres en la fase I	Acta 017-196 del 12 de septiembre de 2019. Comité de Ética de la Facultad de Medicina de la Universidad Nacional de Colombia	Convocatoria 812 de 2018, Jóvenes Investigadores (Colciencias– Universidad Nacional de Colombia)

Nombre	Tipo de proyecto	Metodologías	Principales actos administrativos asociados	Financiación
Salud mental en la comunidad de víctimas del conflicto armado sobrevivientes a la Masacre de Bojayá, Chocó (Fase II)	Investigación	Estudio observacional descriptivo retrospectivo, con métodos mixtos, basado en registros de valoración en salud mental efectuados a 66 personas participantes en la fase I	Acta 016-137 del 25 de agosto de 2021, del Comité de Ética de la Facultad de Medicina de la Universidad Nacional de Colombia	Convocatoria 891 de 2020 para fomentar la vocación científica en jóvenes investigadores e innovadores (Ministerio de Ciencia y Tecnología–Universidad Nacional de Colombia)
Salud auditiva en la comunidad de víctimas del conflicto armado sobrevivientes a la Masacre de Bojayá, Chocó (Fase II)	Investigación	Estudio observacional descriptivo retrospectivo, con métodos mixtos, basado en registros de valoración interdisciplinaria realizada a 61 personas participantes en la fase I	Acta 017-198 del 12 de septiembre de 2019. Comité de Ética de la Facultad de Medicina de la Universidad Nacional de Colombia	Convocatoria 812 de 2018, Jóvenes Investigadores (Colciencias–Universidad Nacional de Colombia)
Laboratorio de salud rural e intercultural de la comunidad de Bojayá, Chocó (Fase II) Componente determinación de toxicidad crónica por plomo y mercurio en sobrevivientes a la Masacre de Bojayá en 2002	Investigación	Estudio observacional descriptivo para el cual se efectuaron: Encuesta de factores de riesgo, signos y síntomas Valoraciones clínicas toxicológicas Determinación de niveles biológicos de plomo y mercurio en o personas que, en la fase I, habían sido detectadas con sintomatología compatible y posibles exposiciones de riesgo a metales tóxicos	Acta 023-290 del 21 de noviembre de 2019. Comité de Ética de la Facultad de Medicina de la Universidad Nacional de Colombia	Convocatoria para el Apoyo a Proyectos de Investigación y Creación Artística de la Sede Bogotá de la Universidad Nacional de Colombia (2019)

Nombre	Tipo de proyecto	Metodologías	Principales actos administrativos asociados	Financiación
Laboratorio de salud rural e intercultural de la comunidad de Bojayá, Chocó (Fase II) Componente de determinación de toxicidad crónica por plomo y mercurio en sobrevivientes de la Masacre de Bojayá sin esquirlas incrustadas	Investigación	Estudio observacional descriptivo para el cual se efectuaron: Encuesta de factores de riesgo, signos y síntomas Valoraciones clínicas toxicológicas Determinación de niveles biológicos de plomo y mercurio en 7 personas que, durante la fase I, habían sido detectadas con sintomatología compatible y posibles exposiciones de riesgo	Acta 023-290 del 21 de noviembre de 2019. Comité de Ética de la Facultad de Medicina de la Universidad Nacional de Colombia	Convocatoria para el Apoyo a Proyectos de Investigación y Creación Artística de la Sede Bogotá de la Universidad Nacional de Colombia (2020)

ANEXO 2. SÍNTESIS METODOLÓGICA DEL LABORATORIO DE SALUD RURAL E INTERCULTURAL DE LA COMUNIDAD DE BOJAYÁ, CHOCÓ

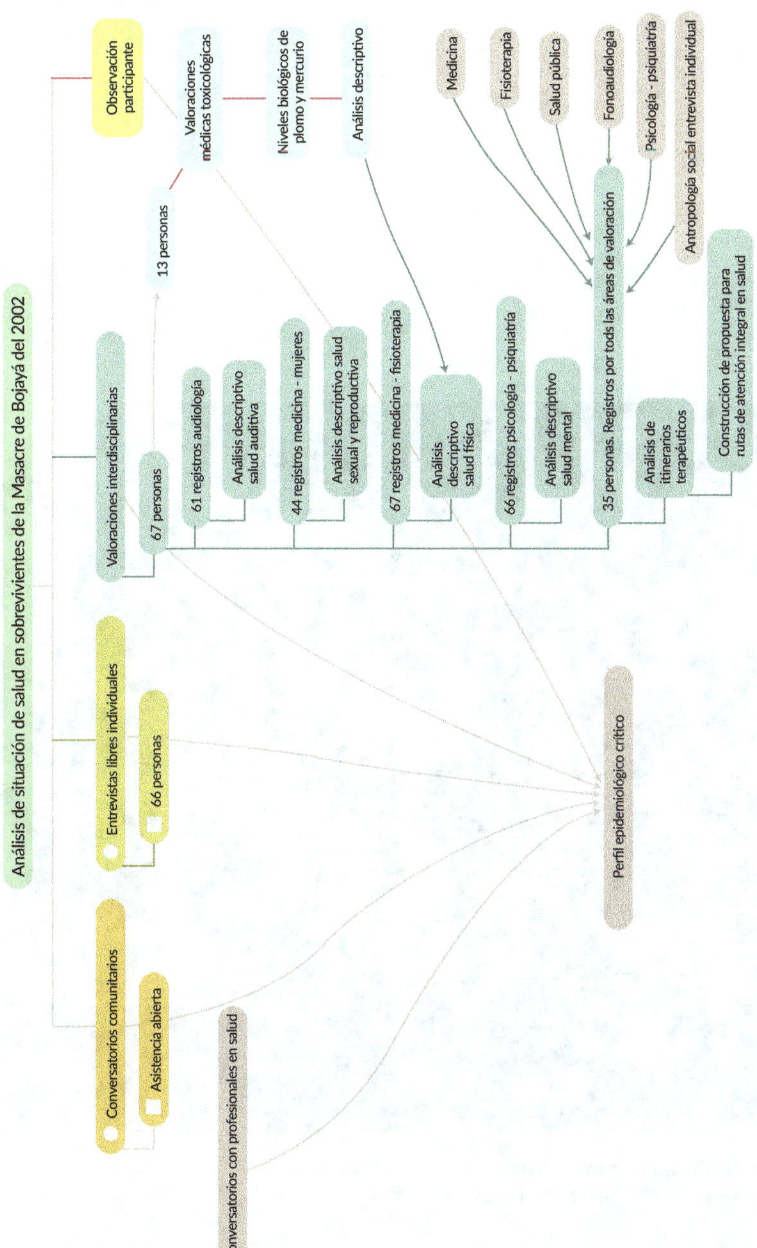

Figura 34. Síntesis metodológica del *Laboratorio de salud rural e intercultural* de la comunidad de Bojayá, Chocó (2018-2022)

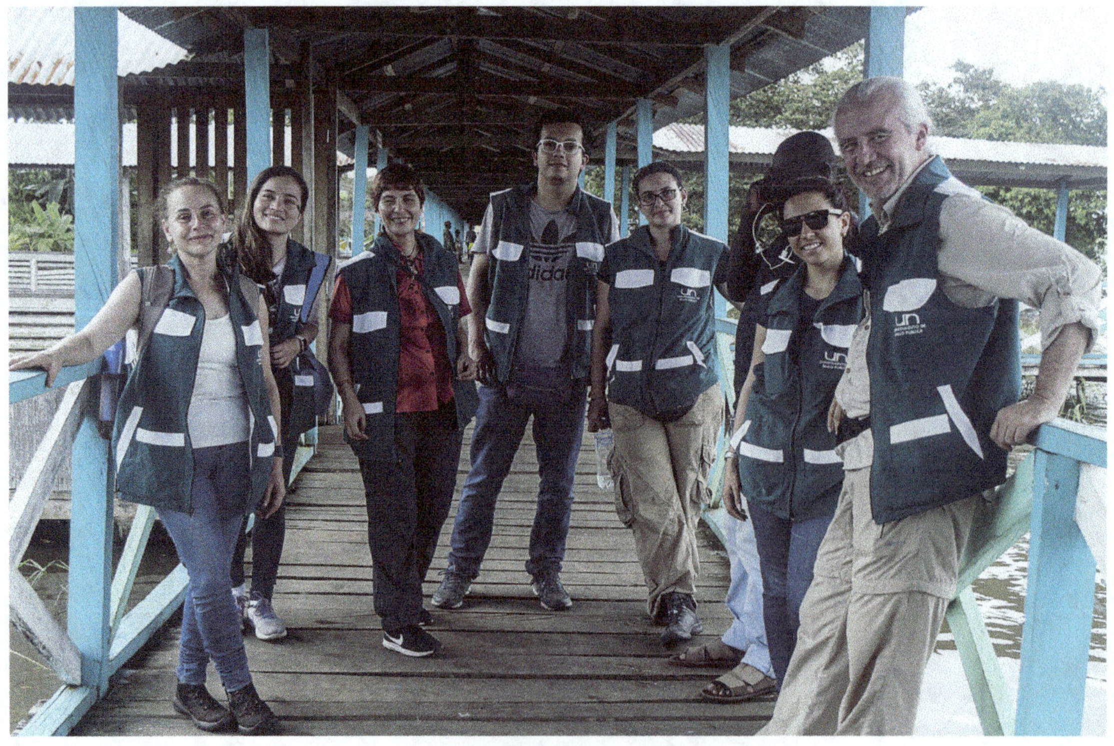

Figura 35. Equipo de trabajo de campo del proyecto. Bojayá, 2018
Fuente: cortesía de Germán Piñeros para el proyecto, 2018.

REFERENCIAS

1. Urrego ZC, Piñeros G, Moreno N, Hernández ME, Calderón MC, Moreno DM, *et al.* Situación de salud en una comunidad afrocolombiana sobreviviente a la Masacre de Bojayá, Chocó. *Rev Fac Nac Salud Pública.* 2021;39(1):1-8.

2. United Nations Office for the Coordination of Humanitarian Affairs (OCHA). *Chocó.* Bogotá: OCHA; 2019 [citado el 29 de marzo de 2019]. Disponible en: https://shorturl.at/cijny

3. Ruiz JR. *La elaboración de la memoria de la Masacre de Bojayá mediante el teatro como reconstrucción viva de los hechos: una descripción de la obra de teatro Kilele* [Tesis]. Cali: Universidad del Valle; 2017 [citado el 2 de abril de 2019]. Disponible en: http://hdl.handle.net/10893/10463

4. Colombia. Centro Nacional de Memoria Histórica (CNMH). *Bojayá: la guerra sin límites.* Bogotá: CNMH; 2010 [citado el 29 de marzo de 29]. Disponible en: https://shorturl.at/fxGR2

5. Bello MN, Martín E, Millán C, Pulido B, Rojas R. *Bojayá, memoria y río: violencia política, daño y reparación.* Bogotá D. C.: Universidad Nacional de Colombia; 2005 [citado el 2 de abril de 2019]. Disponible en: https://shorturl.at/emuDE

6. Moreno N. *Perfil epidemiológico de la población víctima del conflicto armado sobreviviente a la Masacre de Bojayá, Chocó. 2018* [Tesis de maestría]. Bogotá: Universidad Nacional de Colombia; 2021 [citado el 27 de octubre de 2021]. Disponible en: https://shorturl.at/cilv1

7. Rios NK, Urrego ZC. Informe del proyecto itinerarios terapéuticos de víctimas del conflicto armado interno colombiano sobrevivientes de la Masacre de Bojayá, Chocó. Bogotá D. C.: Universidad Nacional de Colombia; 2020.

8. Numpaque GA, Rojas MA, Velasquez YY, Urrego ZC, Hernández ME, Dotta NA. La salud en el conflicto colombiano. Impactos en la salud en la población víctima del conflicto en los territorios de la cuenca del Atrato Medio (Bojayá, Chocó), área de manejo especial de La Macarena (Meta) y resguardos del pueblo Awá (Ricaurte y Tumaco, Nariño). Bogotá: Médicins do Monde; 2021 [citado el 27 de octubre de 2021]. Disponible en: https://shorturl.at/iFYZ5

9. Rentería WA. *Efectividad de la reparación integral a las víctimas del conflicto armado de las comunidades indígenas del municipio de Bojayá, Chocó que sufrieron el daño en virtud del desplazamiento en el año 2002* [Tesis de maestría]. Bogotá D. C.: Universidad Santo Tomás; 2021. Disponible en: https://shorturl.at/absvF

10. Colombia. Procuraduría General de la Nación. *Informe de seguimiento a la Política Pública de Acción Integral contra Minas Antipersona.* Bogotá D. C.: Procuraduría delegada para el seguimiento al Acuerdo de Paz; 2020 [citado el 27 de octubre de 2021]. Disponible en: https://shorturl.at/ntvHZ

11. Colombia. Presidencia de la República de Colombia. Acción Integral Contra Minas Antipersonal (AICMA). Estadísticas de Asistencia Integral a las Víctimas de MAP y MUSE. Bogotá D. C.: Oficina del Alto Comisionado para la Paz de la República de Colombia; 2021 [citado el 27 de octubre de 2021]. Disponible en: https://shorturl.at/dkRS7

12. Moreno DM, Urrego ZC. Salud auditiva en víctimas afrocolombianas del conflicto armado, sobrevivientes de artefacto explosivo improvisado. *Rev Cuba Med Mil.* 2021;50(2):e02101032.

13. Parra AL, Daza JC, Orjuela LA, Hernández CC, Moreno N, Urrego ZC. Intoxicación crónica por metales pesados en supervivientes de artefactos explosivos improvisados con fragmentos incorporados. Revisión Sistemática Exploratoria. En: IV Congreso Internacional de Investigación en Ciencias de la Salud, la Educación y la Música (CINVEST 2020). Bogotá D. C.: Fundación Universitaria Juan N. Corpas; 2020 [citado el 27 de octubre de 2021]: pp. 64-5. Disponible en: https://shorturl.at/knBCD

14. Gaitens JM, McDiarmid MA. Toxic Embedded Fragments Registry: Lessons Learned. En: Baird C, Harkins D, Eds. Airborne Hazards Relat to Deploy. Texas: Borden Institute; 2015 [citado el 2 de febrero de 2021]. Disponible en: https://shorturl.at/gsFHI

15. Cagüeñas Rozo D. Almas dañadas, rostro, perdón y milagro. Reflexiones a propósito de Bojayá, Chocó. *Estud Políticos*. 2021;(61):48-71.

16. Publicaciones Semana. Bojayá, bajo fuego cruzado. Revista Semana 10 de enero de 2020 [citado el 18 de octubre de 2021]. Disponible en: https://shorturl.at/dkoDY

17. Londoño NH, Muñoz O, Correa JE, Patiño CD, Jaramillo G, Raigoza J, *et al.* Salud mental en víctimas de la violencia armada en Bojayá (Chocó, Colombia). *Rev Colomb Psiquiatr*. 2005;34(4):493-505.

18. Peralta JA, Urrego ZC. Salud sexual y reproductiva en mujeres víctimas del conflicto armado. *Rev Salud Pública*. 2020;22(4):1-7.

19. Echavarría Y, Hinestroza L. Judicialización de los conflictos ambientales en el departamento del Chocó: ríos de mercurio. *Rev Iusta*. 2021;55:73-108.

20. Calderón MC. Informe de resultados: componente de Salud Mental del Laboratorio de Salud Rural Comunidad de Bojayá, Chocó (2018). Bogotá D. C.: Universidad Nacional de Colombia; 2018.

21. Marín P, Alzate G. Ethical and Political Implications of «Performance» in a Rural Cultural Practice: Afro-Colombian Women Singers from the Town of Pogue. *J Theatre Critic Dramat*. 2021;0(32):1-22.

22. Las cantadoras de Pogue. Décimo quinto aniversario. YouTube [citado el 9 de octubre de 2021]; 25 de abril de 2018. Disponible en: https://rb.gy/iwdp2x

23. Facultad de Medicina de la Universidad Nacional de Colombia. Resúmenes. Terceras Jornadas de Investigación 2019 de la Facultad de Medicina de la Universidad Nacional de Colombia. *Rev Fac Med*. 2020;68(4):564-76.

24. Moreno M, Urrego Z, Vásquez C, Piñeros G. Respuestas comunitarias mediante productos vegetales ante problemas auditivos en población afrocolombiana rural superviviente de artefacto explosivo improvisado. *Jangwa Pana*. 2021;20(2):301-26.

25. Echeverry ME, Borrero YE. Protestas sociales por la salud en Colombia: la lucha por el derecho fundamental a la salud, 1994-2010. *Cad Saude Publica*. 2015;31(2):354-64.

26. Colombia. Defensoría del Pueblo de Colombia. *La tutela y los derechos a la salud y a la seguridad social, 2018*. Bogotá D. C.: Defensoría del Pueblo de Colombia; 2019 [citado el 17 de octubre de 2019]. Disponible en: https://shorturl.at/eIJR5

27. Colombia. Corte Constitucional. Sentencia T-760 de 2008. Parra O, Ely A; 2008 [citado el 17 de octubre de 2019]. Disponible en: https://shorturl.at/aklN4

28. Sojo A. Condiciones para el acceso universal a la salud en América Latina: derechos sociales, protección social y restricciones financieras y políticas. *Cien Saude Colet*. 2011;16(6):2673-85.

29. Colombia. Congreso de la República de Colombia. Ley 1438 de 2011: por medio de la cual se reforma el Sistema General de Seguridad Social en Salud y se dictan otras disposiciones. Bogotá D. C.: Diario Oficial 47 957 del 19 de enero de 2011 [citado el 17 de octubre de 2019]. Disponible en: https://shorturl.at/cADGH

30. Ruiz M, Hormiga CM, Uribe LM, Cadena LP, Mantilla BP, Solano S. Voces de la academia y los tomadores de decisiones del Oriente Colombiano ante la implementación del Modelo Integral de Atención en Salud. *Rev Univ Ind Santander Salud.* 2017;49(2):320-9.

31. Colombia. Ministerio de Salud y Protección Social. *ABC del Plan de Salud Pública 2012-2021.* Bogotá D. C.: Ministerio de Salud y Protección Social; 2013 [citado el 17 de octubre de 2019]. Disponible en: https://shorturl.at/cgGN6

32. Colombia. Congreso de la República de Colombia. Ley estatutaria 1751: por medio de la cual se regula el derecho fundamental a la salud y se dictan otras disposiciones. Bogotá D. C.: Diario Oficial 49 427 del 16 de febrero de 2015 [citado el 17 de octubre de 2019]. Disponible en: https://shorturl.at/eCIKW

33. Ruiz AI. A propósito de la sanción presidencial de la Ley estatutaria en Salud en Colombia. *Rev Fac Med Univ Nac Colomb.* 2015;63(1):7-8.

34. Arévalo JS. *Ley estatutaria de salud y política de atención integral en salud: ¿nuevo modelo de salud enfocado hacia la gobernanza? Análisis de caso del sistema de salud del municipio de Tuluá en el departamento del Valle* [Trabajo de grado de especialización]. Bogotá D. C.: Pontificia Universidad Javeriana; 2016 [citado el 17 de octubre de 2019]. Disponible en: https://shorturl.at/fmMR4

35. Colombia. Ministerio de Salud y Protección Social. Informe de Implementación de la Ley Estatutaria de Salud de Colombia. Bogotá D. C.: Papeles en Salud 12, mayo de 2017 [citado el 17 de octubre de 2019]. Disponible en: https://shorturl.at/CMNR5

36. Colombia. Congreso de la República de Colombia. Ley 1753 de 2015: por la cual se expide el Plan Nacional de Desarrollo 2014-2018. Todos por un nuevo país. Bogotá D. C.: Diario Oficial 49 538 del 9 de junio de 2015 [citado el 17 de octubre de 2019]. Disponible en: https://shorturl.at/dpX46

37. Colombia. Ministerio de Salud y Protección Social. Resolución 0429 de 2016: por la cual se promulga la política de Atención Integral en Salud. Bogotá D. C.: Diario Oficial 49 794 del 22 de febrero de 2016 [citado el 17 de octubre de 2019]. Disponible en: https://shorturl.at/zAO48

38. Colombia. Ministerio de Salud y Protección Social. Resolución 3202 de 2016: por la cual se adopta el Manual Metodológico para la elaboración e implementación de las Rutas Integrales de Atención en Salud (RIAS). Bogotá D. C.: Diario Oficial 49 947 de 27 de julio de 2016 [citado el 17 de octubre de 2019]. Disponible en: https://acortar.link/VYxP6Y

39. Colombia. Ministerio de Salud y Protección Social. *Manual Metodológico para la elaboración e implementación de las Rutas Integrales de Atención en Salud (RIAS).* Bogotá D. C.: Ministerio de Salud y Protección Social, abril de 2016 [citado el 17 de octubre de 2019]. Disponible en: https://acortar.link/WxIZpK

40. Colombia. Ministerio de Salud y Protección Social. *Rutas Integrales de Atención en Salud (RIAS).* Bogotá D. C.: Ministerio de Salud y Protección Social; 2016 [citado el 17 de octubre de 2019]. Disponible en: https://acortar.link/5KWxjh

41. Colombia. Ministerio de Salud y Protección Social. *Marco estratégico de la Política de Atención Integral en Salud (PAIS).* Bogotá D. C.: Ministerio de Salud y Protección Social; 2017 [citado el 17 de octubre de 2019]. Disponible en: https://acortar.link/KW6ZqK

42. Jaimes C. Adiós MIAS, bienvenido MAITE. Consultor Salud, 9 de mayo de 2019 [citado el 22 de octubre de 2019]. Disponible en: https://acortar.link/cDgwSW

43. Colombia. Ministerio de Salud y Protección Social. Resolución 2626 de 2019. Bogotá D. C.: Diario Oficial 51 544 del 31 de diciembre de 2020 [citado el 22 de octubre de 2019]. Disponible en: https://acortar.link/PyRpis

44. Colombia. Centro Nacional de Memoria Histórica. *El derecho a la justicia como garantía de no repetición*. Vol. 1. Graves violaciones de derechos humanos, luchas sociales y cambios normativos e institucionales 1985-2012. Bogotá D. C.: CNMH; 2015 [citado el 22 de junio de 2020]. Disponible en: https://shorturl.at/jADJP

45. Giraldo F. Se acabó el silencio: una ley para las víctimas. Publicaciones Semana. 26 de abril de 2017 [citado el 28 de octubre de 2019]. Disponible en: https://shorturl.at/chpuK

46. Urrego R. Cuatro años ocupó al Congreso una ley para las víctimas. Publicaciones Semana. 25 de mayo de 2011 [citado el 22 de junio de 2020]. Disponible en: https://shorturl.at/hrtzQ

47. Umbarila M, Guzmán AS. Efectividad de la participación de las víctimas del conflicto armado en el diseño, ejecución y control de las políticas públicas. *Rev Derecho y realidad*. 2021;19(37):89-111.

48. Lozano P. *Realidades y retos del acceso a la salud de la población víctima del conflicto armado beneficiaria del programa Tejiendo Esperanzas del Centro Dignificar de Chapinero, narrativa de las víctimas* [Tesis de maestría]. Bogotá D. C.: Universidad Nacional de Colombia; 2018. Disponible en: https://shorturl.at/jpvN0

49. Colombia. Congreso de la República de Colombia. Ley 1448 de 2011: por la cual se dictan medidas de atención, asistencia y reparación integral a las víctimas del conflicto armado interno y se dictan otras disposiciones. Bogotá D. C.: Diario Oficial 48 096 del 10 de junio de 2011 [citado el 9 de octubre de 2021]. Disponible en: https://shorturl.at/dhmFO

50. Organización de las Naciones Unidas (ONU). *Declaración Universal de Derechos Humanos*. Nueva York: ONU. [citado el 7 de noviembre de 2021]. Disponible en: https://shorturl.at/vIPX0

51. Organización de las Naciones Unidas (ONU). *Convención internacional sobre la eliminación de todas las formas de discriminación racial*. Nueva York: ONU. [citado el 7 de noviembre de 2021]. Disponible en: https://shorturl.at/gjk19

52. Colombia. Ministerio de Relaciones Exteriores. *Colombia frente a los instrumentos internacionales en materia de Derechos Humanos y Derecho Internacional Humanitario*. Bogotá D. C.: Cancillería; 2014 [citado el 7 de noviembre de 2021]. Disponible en: https://shorturl.at/dpNO3

53. Organización de las Naciones Unidas (ONU). *Pacto Internacional de Derechos Civiles y Políticos*. Nueva York: ONU. [citado el 7 de noviembre de 2021]. Disponible en: https://shorturl.at/mGM29

54. Organización de las Naciones Unidas (ONU). Pacto Internacional de Derechos Económicos, Sociales y Culturales Nueva York: ONU. [citado el 7 de noviembre de 2021]. Disponible en: https://shorturl.at/cGO09

55. Organización de las Naciones Unidas (ONU). *Convención sobre la eliminación de todas las formas de discriminación contra la mujer*. Nueva York: ONU. [citado el 7 de noviembre de 2021]. Disponible en: https://shorturl.at/ntY17

56. Organización de las Naciones Unidas (ONU). *Convención sobre los Derechos del Niño*. Nueva York: ONU. [citado el 7 de noviembre de 2021]. Disponible en: https://shorturl.at/pHLOQ

57. Pelayo CM. Fascículo 11: Convención internacional para la protección de todas las personas contra las desapariciones forzadas. En: Colección del Sistema Universal de Protección de los Derechos Humanos. Mexico D. F.: Comisión Nacional de los Derechos Humanos; 2012 [citado el 7 de noviembre de 2021]; Disponible en: https://shorturl.at/uADR5

58. Organización Panamericana de la Salud (OPS). Anexo I: Carta de Ottawa para la Promoción de la Salud. En: Promoción de la salud: una antología. Publicación Científica No. 557. Washington D. C.: OPS; 1996. pp. 367-72.

59. Organización de las Naciones Unidas (ONU). *Convención sobre la prohibición del empleo, almacenamiento, producción y transferencia de minas antipersonal y sobre su destrucción.* Nueva York: ONU. 2011 [citado el 7 de noviembre de 2021]. Disponible en: https://shorturl.at/tGNPS

60. Organización de las Naciones Unidas (ONU). *Principios y directrices básicos sobre el derecho de las víctimas de violaciones manifiestas de las normas internacionales de derechos humanos y de violaciones graves del derecho internacional humanitario a interponer recursos y obtener reparaciones.* Nueva York: ONU; 2010 [citado el 7 de noviembre de 2021]. Disponible en: https://shorturl.at/mqGQ4

61. Organización de las Naciones Unidas (ONU). *Convención sobre los derechos de las personas con discapacidad.* Nueva York: ONU; 2010 [citado el 7 de noviembre de 2021]. Disponible en: https://shorturl.at/msK45

62. Comite Internacional de la Cruz Roja (CICR). Los Convenios de Ginebra de 1949 y sus protocolos adicionales. CICR; 2014 [citado el 7 de noviembre de 2021]. Disponible en: https://shorturl.at/dDHS8

63. Colombia. Asamblea Nacional Constituyente. Constitución Política de Colombia de 1991. Bogotá, D. C.: Gaceta Constitucional 116; julio 20 de 1991 [citado el 7 de noviembre de 2021]. Disponible en: http://goo.gl/itoCWo

64. Colombia. Congreso de la República de Colombia. Ley 70 de 1993: por la cual se desarrolla el artículo transitorio 55 de la Constitución Política. Bogotá D. C.: Diario Oficial 41 013 del 31 de agosto de 1993) [citado el 7 de noviembre de 2021]. Disponible en: https://shorturl.at/fjoq8

65. Colombia. Congreso de la República de Colombia. Ley 387 de 1997: por la cual se adoptan medidas para la prevención del desplazamiento forzado; la atención, protección, consolidación y estabilización socioeconómica de los desplazados internos por la violencia en la República de Colombia. Bogotá D. C.: Diario Oficial 43 091 del 18 de julio de 1997 [citado el 7 de noviembre de 2021]. Disponible en: https://shorturl.at/eilvJ

66. Colombia. Presidencia de la República de Colombia. Decreto 2007 del 2001: por el cual se reglamentan parcialmente los artículos 7, 17 y 19 de la Ley 387 de 1997, en lo relativo a la oportuna atención a la población rural desplazada por la violencia, en el marco del retorno voluntario a su lugar de origen o de su reasentamiento. Bogotá D. C.: Diario Oficial 44 632 del 1 de diciembre de 2001 [citado el 7 de noviembre de 2021]. Disponible en: https://shorturl.at/ptyC6

67. Colombia. Secretaría General de la Alcaldía Mayor de Bogotá. Documentos para desplazados por la violencia: protección y atención integral. Bogotá D. C.: Alcaldía Mayor de Bogotá. 2019 [citado el 7 de noviembre de 2021]. Disponible en: https://shorturl.at/eLSU5

68. Colombia. Congreso de la República de Colombia. Ley 759 de 2002: por medio de la cual se dictan normas para dar cumplimiento a la Convención sobre la Prohibición del Empleo, Almacenamiento, Producción y Transferencia de minas antipersonal y sobre su destrucción y se fijan disposiciones con el fin de erradicar en Colombia el uso de las minas antipersonas. Diario Oficial 44 883 del 30 de julio de 2002 [citado el 7 de noviembre de 2021]. Disponible en: https://shorturl.at/tVWX8

69. Organización Panamericana de la Salud (OPS). *Atención Integral en salud para la población en situación de desplazamiento. Mirada integral para la construcción de la ruta nacional de acceso a los servicios de salud para la población en situación de desplazamiento- PSD.* Bogotá D. C.: OPS, Ministerio de la Protección Social. 2009 [citado el 5 de septiembre de 2019]. Disponible en: https://shorturl.at/atBYZ

70. Colombia. Corte Constitucional. Sentencia C-775/03. Silva R; 2003 [citado el 17 de octubre de 2019]. Disponible en: https://shorturl.at/vzDW7

71. Colombia. Congreso de la República de Colombia. Ley 975 de 2005: por la cual se dictan disposiciones para la reincorporación de miembros de grupos armados organizados al margen de la ley, que contribuyan de manera efectiva a la consecución de la paz nacional y se dictan otras disposiciones para acuerdos humanitarios. Bogotá D. C.: Diario Oficial 45 980 de 25 de julio de 2005 [citado el 7 de noviembre de 2021]. Disponible en: https://shorturl.at/hxZ07

72. Colombia. Presidencia de la República de Colombia. Decreto 2150 de 2007: por el cual se crea un Programa Presidencial en el Departamento Administrativo de la Presidencia de la República. Bogotá D. C.: Diario Oficial 42 137 del 6 de diciembre de 1995 [citado el 7 de noviembre de 2021]. Disponible en: https://shorturl.at/dmRV1

73. Colombia. Presidencia de la República de Colombia. *Asistencia integral a víctimas de minas antipersonal, municiones sin explotar y artefactos explosivos improvisados*. Bogotá D. C.: Programa Presidencial para la Acción Integral contra Minas Antipersonal. (PAICMA); 2011 [citado el 7 de noviembre de 2021]. Disponible en: https://shorturl.at/pqxRV

74. Colombia. Corte Constitucional. Auto 092 de 2008: adopción de medidas para la protección a mujeres víctimas del desplazamiento forzado por causa del conflicto armado. M.P. Manuel José Cepeda Espinosa [citado el 7 de noviembre de 2021]. Disponible en: https://shorturl.at/osX56

75. Colombia. Ministerio de Salud y Protección Social. Resolución 4396 de 2008: por la cual se adopta el Manual de Condiciones Técnico-Sanitarias de los establecimientos en los que se elaboren y comercialicen dispositivos médicos sobre medida para la salud visual y ocular. Bogotá D. C.: Diario Oficial 47 117 del 18 de noviembre de 2008 [citado el 7 de noviembre de 2021]. Disponible en: https://shorturl.at/jmAE4

76. Ojeda, S. Se repite el olvido: la comunidad de El Salado sin atención en salud. Bogotá D. C.: Comisión Colombiana de Juristas. 2017 [citado el 7 de noviembre de 2021]. Disponible en: https://shorturl.at/jxDV6

77. Colombia. Corte Constitucional. Sentencia T-045/10. M.P. María Victoria Calle Correa; 2 de febrero de 2010 [citado el 7 de noviembre de 2021]. Disponible en: https://shorturl.at/eglnS

78. Colombia. Corte Constitucional. Sentencia C-063/10. M.P. Humberto Antonio Sierra Porto; 4 de febreo de 2010 [citado el 7 de noviembre de 2021]. Disponible en: https://shorturl.at/qRTW2

79. Colombia. Congreso de la República de Colombia. Ley 1438 de 2011: por medio de la cual se reforma el Sistema General de Seguridad Social en Salud y se dictan otras disposiciones. Bogotá D. C.: Diario Oficial 47 957 del 19 de enero de 2011 [citado el 7 de noviembre de 2021]. Disponible en: https://shorturl.at/jkLPW

80. Jaramillo RS. Concepción del conflicto armado y sus víctimas en Colombia: una mirada a partir del análisis de la Ley 1448 de 2011. *Rev Saber Cienc Lib*. 2017;12(2):19-27.

81. Colombia. Unidad para la Atención y Reparación Integral a Víctimas. Resolución 848 de 2014: mediante la cual se establecen lineamientos, criterios y tablas de valoración diferenciales para el hecho victimizante de lesiones personales. Bogotá D. C.: Diario Oficial 51 339 del 8 de enero de 2020 [citado el 7 de noviembre de 2021]. Disponible en: https://shorturl.at/bART9

82. Colombia. Ministerio de Salud y Protección Social. Decreto 056 de 2015: por el cual se establecen las reglas para el funcionamiento de la Subcuenta del Seguro de Riesgos Catastróficos y Accidentes de Tránsito (ECAT) y las condiciones de cobertura, reconocimiento y pago de los servicios de salud. Indemnizaciones y gastos derivados de accidentes de tránsito, eventos catastróficos de origen natural, eventos terroristas o los demás eventos aprobados por el Ministerio de Salud y Protección Social. Bogotá D. C.: Diario Oficial 49 394 del 14 de enero de 2015. 2020 [citado el 7 de noviembre de 2021].Disponible en: https://shorturl.at/fgq37

83. Colombia. Ministerio de Salud y Protección Social. Resolución 2968 de 2015: por la cual se establecen los requisitos sanitarios que deben cumplir los establecimientos que elaboran

y adaptan dispositivos médicos sobre medida de tecnología ortopédica externa ubicados en el territorio nacional. Bogotá D. C.: Diario Oficial 49 604 del 14 de agosto de 2015 [citado el 7 de noviembre de 2021]. Disponible en: https://shorturl.at/vyA45

84. Colombia. Alcaldía Mayor de Bogotá. *Política de Atención Integral en Salud: hacia un nuevo Modelo de Atención Integral en Salud*. Bogotá D. C.: Secretaría Distrital de Salud; 2018 [citado el 9 de octubre de 2019]. Disponible en: https://shorturl.at/kwEH6

85. Moreno GA. El nuevo modelo de Atención Integral en Salud (MIAS) para Colombia. ¿La solución a los problemas del sistema? *Rev Méd Risaralda*. 2016;22(2):73-4.

86. Colombia. Ministerio de Salud y Protección Social. Resolución 5491 de 2017: por la cual se establecen los requisitos que deben cumplir los dispositivos médicos sobre medida de ayuda auditiva y los establecimientos que fabrican, ensamblan, reparan, dispensan y adaptan dichos dispositivos ubicados en el territorio nacional. Bogotá D. C.: Diario Oficial 50 479 del 29 de diciembre de 2017 [citado el 9 de octubre de 2019]. Disponible en: https://shorturl.at/twzY1

87. Zuilkowski SS, Collet K, Jambai M, Akinsulure-Smith AM., Betancourt TS, Betacourt TS. Youth and resilience in postconflict settings: An intervention for war-affected youth in Sierra Leone. *Hum Dev*. 2016;59:64-80.

88. Colombia. Ministerio de Salud y Protección Social. Resolución 2481 de 2020: por la cual se actualizan integralmente los servicios y tecnologías de salud financiados con recursos de la Unidad de Pago por Capitación (UPC). Bogotá D. C.: MinProtección Social; 2020 [citado el 7 de noviembre de 2021]. Disponible en: https://acortar.link/XopiXL

89. Colombia. Ministerio de Salud y Protección Social. Plan de Beneficios en Salud. Bogotá D. C.: MinProtección Social; 2020 [citado el 7 de noviembre de 2021]. Disponible en: https://shorturl.at/inHLY

90. Colombia. Ministerio de Salud y Protección Social. Resolución 113 de 2020: por la cual se dictan disposiciones en relación con la certificación de discapacidad y el Registro de Localización y Caracterización de Personas con Discapacidad. Bogotá D. C.: Diario Oficial 51 213 de 31 de enero 2020 [citado el 7 de noviembre de 2021]. Disponible en: https://shorturl.at/gktR0

91. Colombia. Ministerio de Salud y Protección Social. *Estrategia de Atención Psicosocial en el marco del programa de atención psicosocial y salud integral a víctimas (PAPSIVI)*. Vol. 1. Bogotá D.C: MinProtección; 2017 [citado el 7 de noviembre de 2021]. Disponible en: https://shorturl.at/grGZ5

92. Colombia. Ministerio de Salud y Protección Social. *Todo lo que debes saber sobre el Programa de Atención Psicosocial y Salud Integral a Víctimas PAPSIVI: Guía para servidores públicos*. Bogotá D. C.: MinProtección; 2015 [citado el 7 de noviembre de 2021]. Disponible en: https://shorturl.at/agLY3

93. Colombia. Ministerio de Salud y Protección Social. *¿Qué es el Programa de Atención Psicosocial y Salud Integral a Víctimas (PAPSIVI)? Guía para personas afectadas por el conflicto armado*. Bogotá D. C.: MinProtección, Organización Internacional para las Migraciones (OIM); 2016 [citado el 7 de noviembre de 2021]. Disponible en: https://shorturl.at/nprAU

94. Cepeda A, Londoño A, Quintero C, Millán H, Sorey MT. Informe preliminar: Brigada de Salud Bellavista y Quibdó (Chocó). Bogotá D. C.: Ministerio de Salud y Protección Social; 2017.

95. Laboratorio de Salud Rural Comunidad de Bojayá, Chocó. Ayuda de memoria reunión efectuada con PAPSIVI, COCOMACIA y Comité por los Derechos de las Víctimas de Bojayá. Quibdó; 5 de abril de 2019. Bogotá D. C.: Universidad Nacional de Colombia. 2019.

96. Colombia. Departamento Administrativo de la Presidencia de la República. *Del Observatorio de Minas Antipersonal: Antioquia*. Bogotá D. C.: Observatorio de Minas Antipersonal. Colombia; 2002 [citado el 7 de noviembre de 2021]. Disponible en: https://shorturl.at/oswR6

97. Colombia. Vicepresidencia de la República de Colombia. *Implantación del Programa Nacional de Prevención de Accidentes por Minas Antipersonal y Atención a Víctimas (PAICMA)*. Bogotá D. C.: Vicepresidencia de la República; 2009. [citado el 7 de noviembre de 2021]. Disponible en: https://shorturl.at/duPWZ

98. Colombia. Ministerio de Educación Nacional. *Población víctima de minas antipersona con afectación auditiva en Colombia*. Bogotá D. C.: MinEducación, Instituto Nacional para Sordos (INSOR); 2017. [citado el 7 de noviembre de 2021]. Disponible en: https://shorturl.at/hrY07

99. Colombia. Ministerio de Salud Protección Social. *Ruta Integral de Atención en Salud y de Rehabilitación Funcional para Víctimas de MAP/MUSE*. Bogotá D. C.: MinSalud; 2016 [citado el 7 de noviembre de 2021]. Disponible en: https://shorturl.at/uwELZ

100. Colombia. Superintendencia de Salud. Circular externa 4 de 2017: instrucciones respecto a la Ruta Integral de Atención en Salud y rehabilitacion funcional para las víctimas de minas antipersonal (MAP) y de municiones sin explotar (MUSE) Bogotá D. C.: Diario Oficial 50 294 del 1 de julio de 2017 [citado el 7 de noviembre de 2021]. Disponible en: https://shorturl.at/ruPW5

101. Gómez P. Los muertos no hablan. Edición Bojayá, una Década (2002-2012). Medellín: Diócesis de Quibdó, Fundación Universitaria Claretiana, Human Rights Everywhere; 2012 [citado el 7 de noviembre de 2021]. Disponible en: https://shorturl.at/mBPQU

102. Rodríguez V. *Resistencia en comunidades afrocolombianas y mecanismos para pensar en reparación integral a las víctimas* [Tesis de maestría]. Salamanca: Universidad de Salamanca; 2015 [citado el 7 de noviembre de 2021]. Disponible en: https://shorturl.at/vOUW1

103. Cabrera, A. Estrategias de reparación emergentes desde las comunidades afrodescendientes víctima de desplazamiento forzado. Integración académica en psicología. *Rev Int Acad Psicol*. 2017;5 (15):87-95.

104. Colombia. Ministerio de Salud y Protección Social. *Anexo técnico: estrategia de atención psicosocial PAPSIVI*. Bogotá D. C.: MinProtección; 2017 [citado el 27 de octubre de 2019]. Disponible en: https://shorturl.at/sCP23

105. Torres ML, Urrego ZC. El triángulo de las violencias y paz en Bojayá: Retos para la Salud Pública. En: IV Congreso Internacional de Investigación en Ciencias de la Salud, la Educación y la Música (CINVEST 2020). Bogotá D. C.: Fundación Universitaria Juan N. Corpas; 2020 [citado el 7 de diciembre de 2022]: pp. 201–2. Disponible en: https://shorturl.at/knBCD

106. Colombia. Ministerio de Salud y Protección Social. *Informe de rendición de cuentas de la construcción de paz*. Bogotá D. C.: MinProtección; 2018 [citado el 7 de diciembre de 2022]. Disponible en: https://shorturl.at/jDIRU

107. Colombia. Ministerio de Salud y Protección Social. Resolución 2340 de 2013: por la cual se determinan los criterios de distribución y asignación de recursos a las entidades territoriales y a las Empresas Sociales del Estado (ESE), para la operación del Programa de Atención Psicosocial y Salud Integral a Víctimas del Conflicto Armado (PAPSIVI) en su componente de atención psicosocial. Bogotá D. C.: Diario Oficial 52 508 del 4 de septiembre de 2023 [citado el 4 de diciembre de 2023]. Disponible en: https://shorturl.at/dnrV2

108. Perea P. *Análisis de la atención psicosocial del Programa de Atención Psicosocial y Salud Integral a Víctimas (PAPSIVI) en el municipio de Quibdó (2013-2016)* [Tesis de maestría]. Medellín: Universidad EAFIT; 2017. Disponible en: https://shorturl.at/orx56

109. Inter-Agency Standing Committee (IASC). *Guía del IASC sobre salud mental y apoyo psicosocial en situaciones de emergencia*. Ginebra: IASC; 2007 [citado el 7 de diciembre de 2022]. Disponible en: https://shorturl.at/eBSU6

110. Hernández M. Informe de resultados: respuesta institucional y social. Componente de Salud Pública Laboratorio de Salud Rural Comunidad de Bojayá, Chocó (2018). Bogotá D. C.: Universidad Nacional de Colombia; 2018.

111. Colombia. Congreso de la República de Colombia. Proyecto de Ley 339 de 2023: por medio del cual se transforma el Sistema de Salud y se dictan otras disposiciones. Bogotá D. C.: Gaceta del Congreso 63 del 16 de febrero de 2023 [citado el 4 de diciembre de 2023]. Disponible en: https://shorturl.at/C0245

ÍNDICE ANALÍTICO

indígenas, 26, 29, 30, 59
contaminación, 30, 39, 93
  con mercurio, 30, 39, 40, 42, 105-107
  fuentes de, 39
cromo, 39
cuerpos extraños, 26

D

daño auditivo e hipoacusia, 26, 29, 33, 34
Defensoría del pueblo, 45
deficiencias en la alimentación, 34
deforestación masiva, 30
depresión, 29, 32, 72, 77, 93
derecho, 26, 33, 45, 46, 48-60, 62, 63, 70, 72, 74-91, 94-96, 100
  fundamental a la salud, 26, 46, 60, 76, 100
  colectivos e individuales, 55, 58, 59, 69, 99
desaparición forzada, 26, 51, 59
desminado, 25, 65
desnutrición crónica del adulto, 34
desplazamiento, 26, 29, 30, 34, 55, 56, 58, 94, 98, 99
  forzado, 26, 29, 34, 55, 56, 58, 94, 98, 99
  masivo, 29, 30
determinantes de resiliencia, 32
determinantes sociales de la salud (DSS), 46, 59
diagnóstico de intoxicación, 35
discapacidad, 29, 52, 62, 63, 65, 77, 94
  sensorial visual, 29
dolor lumbar o articular, 29

E

entidades administradoras de planes de beneficios en salud (EAPB), 61, 62, 65, 69-73, 75-91, 100
economías ilícitas, 30
enfermedades no transmisibles crónicas, 34
entidad territorial en salud, 73, 74, 101
escoliosis, 36
espiritualidad, 33
esquirlas, 26, 31, 32, 35-39, 41, 42, 65, 66, 74-76, 82, 95, 99, 106
  interiorizadas, 31, 35-39, 42, 82
estrategias, 32, 33, 71, 73, 74, 77-91, 98, 100
adaptativas, 32, 33
  de evitación, 33
evento en salud pública, 26
exceso de consumo de calorías, 29, 34
exploración clínica integral, 29
explosión, 69, 93
explotación minera, 40
exposición, 34, 39, 40, 42, 59, 93, 94
  ocupacional, 40

F

familia, 33, 50, 51, 59, 74, 78-91

H

hernia discal, 36, 38
hierro, 39
hipertensión arterial, 31, 37, 38, 76, 79, 88
hipoacusia, 26, 29, 33, 34
  conductiva bilateral, 34
hiporreflexia generalizada, 40

I

impactos en la salud de los AEI, 26
índice de masa corporal, 34, 79
intervenciones, 77, 94, 97-99
intoxicaciones, 26, 40, 93, 99

L

Ley 100 de 1993, 30, 45, 54, 55
Ley 1438 de 2011, 46, 59
lumbagos, 36

M

malnutrición, 29
manganeso, 39
minas antipersonal (MAP), 25, 51, 56, 57, 62, 65
medición de niveles biológicos, 39
mercurio, 30, 39-42, 105-107
metales tóxicos, 39, 40, 42, 93, 105
  niveles biológicos de, 39-42, 94, 106-108
mialgias, 38, 40
minería ilegal, 30
modelo de acción integral territorial (MAITE), 47, 62
modelo integral de atención en salud (MIAS), 46, 47, 61, 62, 100
molibdeno, 39
morbilidad, 36, 37, 79, 98
  sentida, 36, 37, 98
mortalidad, 35
  por cáncer, 35, 95
munición sin explotar (MUSE), 25, 26, 30, 57, 58, 60-62, 65, 66

N

neoplasias, 35, 37, 39
níquel, 39
niveles biológicos, 39-42, 93, 105-107

O

obesidad, 29, 34, 36, 38, 88
onda explosiva, 94, 95
oración, 33
otalgia, 33, 34

tratamiento de la, 34
otoscopia alterada, 33
ototóxicos, 34
Ottawa, convenio de, 25, 51, 56

P

PAPSIVI, 60, 63, 64-66, 70-73, 75-91, 96-100
parestesias, 29
percepción de hipoacusia o *tinnitus*, 29
pérdida de la soberanía alimentaria, 29, 34
perdón, 33
pesca, 34
plan de atención, asistencia y reparación integral a las víctimas (PAARI), 63, 72, 77
plomo, 39-42, 105-107
población, 26, 29, 30, 33, 34, 39, 42, 46, 52, 55, 56, 59-62, 64, 71, 73, 75-91, 93, 95, 97, 98, 100, 104
    civil, 26
    de Bojayá, 29, 76
    desplazada en Quibdó, 30
    víctima de la fuerza pública, 26
prácticas religiosas, 33
problemas en salud mental, 32
programa *descontamina Colombia*, 25
promoción de resiliencia, 97
proyectiles de arma de fuego (PAF), 35, 39, 41

R

recursos espirituales, 33
redes de apoyo, 71, 73-75, 77-91, 100
    familiares, 32, 33
    sociales, 33
registro único de víctimas (RUV), 26, 47, 60, 63, 65, 70, 72, 75, 77-91
rehabilitación física, 63
reorganización familiar, 33
reparación integral, 26, 47, 48, 60, 63, 65, 66, 70, 72, 73, 76-91, 93-95, 98-100
    integral de víctimas del conflicto armado, 94
residuos, 42, 93
resiliencia, 32, 64, 97
ruidos, 26, 34
    derivados de artefactos de trabajo, 34
    derivados de motores, 34
    intenso por detonaciones, 26
rutas, 26, 32-36, 38, 46-48, 61, 62, 65, 69, 73, 86, 98-100, 107
    de acceso de atención en salud, 26
    de atención, 32, 34, 36, 38, 107
    integrales de atención en salud (RIAS), 30, 38, 46, 47, 61, 62, 65, 66, 69, 71-91, 98-100

S

salud, 25, 26, 29-38, 40, 42, 45-52, 54-66, 69-91, 93-97, 105, 107
    auditiva, 26, 33, 37, 76, 78, 79, 107
    mental, 26, 29-32, 36-38, 70, 72, 76, 77, 93, 97-100, 103-107
    decisiones en, 93
    diagnóstico en, 69, 96
    educación en, 86, 96
secuelas, 34, 63, 76
    irreversibles en la salud, 34
    psicológicas, 63
seguimiento epidemiológico, 95
sentencia de tutela -ST n. 760/08, 46, 60
siembra, 34
síndrome de manguito rotador, 36
síntomas en salud mental de tipo postraumático, 29, 32
sistema de salud, 26, 45-47, 54, 59, 61, 62, 70, 98, 100
sobrepeso, 30, 34, 36, 38, 88
sobrevivientes del AEI, 33, 35
    sin esquirlas, 37, 38, 106
subsistencia, 25, 54, 59
supervivencia a la masacre, 33, 97
supervivientes, 32, 33, 39, 42, 71, 93-95, 97, 104
sustento, 34

T

tensión muscular, 38
territorio, 25, 26, 30, 34, 35, 39, 47, 56, 61, 62, 96, 100
tinnitus, 29, 33
toxicidad crónica, 35, 39, 40, 42, 94, 95, 105, 106
trastornos, 31, 32, 34-38, 62, 72, 76, 77, 79, 80, 85, 86, 90, 91, 93, 99
    cardiovasculares, 36-38
    de salud mental, 32
    del peso, 31, 34-38, 79, 80, 99
traumas complejos del rostro, 29
tungsteno, 39
tutela, 46, 57, 59,

U

uranio, 39

V

valoración(es), 39, 64, 70, 94, 103-107
clínicas, 39, 94, 103, 105, 106
    en toxicología, 94
    en neuropsicología, 42, 94
vértigo, 33
víctimas, 26, 26, 29, 30, 45, 47-49, 51-53, 56-66, 69-91, 93-96, 98-100, 104, 105
    civiles, 25, 26, 53